正確洗菜

【增訂版】

擺脫農藥陰影。

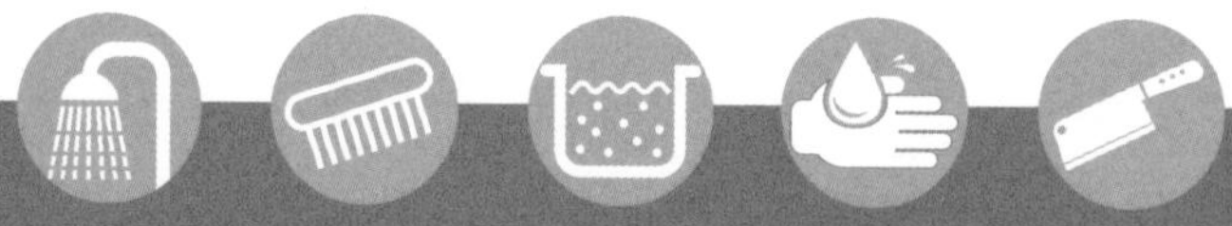

家庭必備！

學會洗泡刷，減少蔬果農藥殘留，確保全家人健康

國立臺灣大學農業化學系教授
農藥暨環境毒物研究室主持人
顏瑞泓
──著──

專家傳授的生活知識

徐源泰
前國立臺灣大學生物資源暨農學院院長

在家烹調煮食，有許多方面的好處，包括較能掌握原料食材與過程、較衛生健康安全，可以是一個愉悅的嗜好、藝術且增進與家人的情感互動。在無良商人與食安問題陸續被揭露之後，現在有更多的人開始或重拾鍋碗瓢盆，享受安全喜悅的烹調煮食之樂。

於是，如何正確選購與處理食材，開始吸引愈來愈多的關心。當然，網路上有看不完的資訊，卻大多數零散破碎而不完備，且也多有網路訊息道聽塗說、斷章取義的通病及非專業的錯誤。

個人一直喜歡在認識各領域新知時，能透過一本有系統的專書，了解專業的真實。臺灣大學農業化學系顏瑞泓教授從事農藥殘留研究二十餘年，為國際間此領域相當著名且卓越傑出的學者專家。現更在繁忙的教學研究之間，完成此一極具參考與實用價值的好書《正確洗菜，擺脫農藥陰影》，令人至為振奮與感佩。書中以圖文易懂的編排寫作方法，將非常專業扎實的理論基礎化為生活知識，正是企盼甚久的好書。謹此鄭重推薦。

要多吃植物性食物，也要更安全安心

黃青真
財團法人臺灣營養基金會董事長
國立臺灣大學生化科技學系暨研究所教授

目前健康飲食的潮流，國際學術權威機構多推薦「每日飲食應以未精製植物性食物佔大部分」。例如，世界癌症基金會經過嚴密審閱數千篇學術研究文獻後，專家推薦的飲食防癌原則中即有一條是——植物性食物：吃大部分是植物來源的食物。（PLANT FOODS：Eat mostly foods of plant origin）其中特別強調要吃到足夠量的蔬菜、水果、全穀、豆類等。這樣的吃法，也是預防其他常見慢性疾病，如心血管疾病的重要原則。

這些食物的組合，含有豐富的營養素和健康促進因子，不止對人體有利，也是自然界中其他物種的最愛。今年初我實驗室的一個學生，在農藝專家的指導下，學習在溫室中種植黃豆，結果被害蟲吃得非常嚴重，連夏天種植的第二批也全軍覆沒。而歷史上的「蝗災」，也有多次農作物被完全摧毀的記錄。近代科學終於發展出各式各樣的「植物保護」方法，其中最重要的手段之一就是「農藥」的施用。

曾有人估計，完全不用農藥，不用基改作物，全世界作物產量恐減產百分之四十，在目前全球人口增加壓力下，對糧食不足的現況更是雪上加霜。而農藥的上市均經嚴密的安全評估，在嚴格的使用規範下，對消費者的健康風險應在合理可接受範圍。問題出在，現實中這個理想的使用狀況有時不被遵守，一經媒體報導，常引起民眾的恐慌，導致營養推廣教育鼓勵多吃蔬菜水果時，常會被問到：「農藥的問題怎麼辦？」

食物或食品殘留農藥屬「食安問題」的一環。在一個已開發國家，政府負擔了「規範、輔導、管理」的重責大任。每位公民都應該嚴格監督政府，盡責地維護人民的健康，將風險管控在合理可接受的範圍。目前，我國中央與地方政府均有定期稽查監測並公布結果，對不合格產品供應者進行處罰。有些連鎖超市也會自行監測，剔除不合格的供應商。我的印象中整體不合格率大約都在百分之十幾或更低。消費者比較需要注意的是：不合格產品中，往往有某一類或某幾類的不合格率較高。

面對「農藥」的問題，農藥專家顏瑞泓教授以他在農藥方面豐富的知識學養，在本書中提供了實用的概念知識和清洗的方法。例如：「當季」、「在地」食材相對較為安全；颱風前「搶收」、「搶買」相對較不安全等非常實用的原則。聯合國出版的《二〇一〇全球非感染性疾病狀況報告》中，明確指出慢性疾病為目前全球最大的健康威脅，而主要的風險因子包括：吸煙、少活動、酗酒與不健康飲食。其中不健康飲食首推「蔬菜水果攝取不足」。期望本書可以協助大家安全地攝食足夠量的蔬菜、水果及全穀、豆類等未精製植物性食物，讓全民有更健康的未來！

多一點認識，少一點擔心

五年了，《正確洗菜，擺脫農藥陰影》一書出版至今已經五年過去了，這本書剛出版時引起了很多人的好奇——

有人好奇，洗個菜而已也能出一本書；

有人好奇，洗菜就洗菜，還有什麼正不正確；

但更多人好奇的是，自己平常有沒有用錯方法，洗錯菜。

於是，來自許多傳播媒體的邀請，讓我去談怎樣才能正確洗菜。我也在這些訪談中，趁機置入性行銷大談正確的認識農藥，從為何要使用農藥，為何會有農藥殘留在蔬果上，一直到農藥殘留容許量不等於消費者攝入農藥量的觀念。

此外，在許多與農藥有關的新聞事件發生時，這本書中有關洗菜的內容也經常被引用，一時之間，這本書的本意，「減少一分殘留，增加一分安心」及「多一點認識、少一點擔心」，似乎達到目的了。

但就在「正確認識農藥」這樣的概念逐漸擴散時，卻也發現仍然有對農藥怪異的說法與想像出現，例如，農藥殘留的蔬果被稱為毒菜；訂定農藥殘留容許量被說成是放寬標準幾百倍等等。於是，為了讓民眾對農藥與食安問題上的關係有更多的了解，便決定持續讓這本書能再繼續發揮它的作用。

農藥的使用與管理是與時俱進的，因此，增訂版中將這幾年來新增加許可農藥的使用或是退場都做了更新，也將更多新興的作物放進去作物分群之中。另外，對於農藥的認識也提供了新的資料，並且新增加一些網路上流傳謠言的釋疑。期望這本書改版後能持續發揮正確資訊傳播的功能。

顏瑞泓

Part 1 蔬果農藥殘留27問？

認識篇

挑選篇

清除篇

Part 2

如何去除農產品上的農藥殘留

Part 3 網路追追追，傳言破解

前言

減一分殘留，增一分安心

每到過年過節、蔬果產期或是颱風前後，就會發現許多有關市場上農產品農藥殘留檢驗的新聞報導。報導上會寫哪些農產品上面有農藥殘留檢驗不合格，哪一種農藥殘留超標，或是哪一種農藥是不得檢出的卻被驗出來。然後消費者就會開始緊張，擔心自己是不是最近有吃到新聞寫的那種農產品，我也會開始遇到有人問我怎麼避免吃到農藥。

其實，除了農藥殘留檢驗不合格的農產品會讓消費者吃到農藥殘留外，在農藥殘留檢驗合格的農產品中，也並不代表是沒有農藥殘留。原因可能是未檢驗出農產品中有殘留農藥，也可能是檢驗出的農藥殘留量低於「農藥殘留容許量標準」，所以，農產品殘留農藥檢驗合格並不代表就沒有農藥殘留。

因此，從事農藥殘留研究二十多年，每當有人知道我主要研究農藥課題，第一個問題總是問我：

「如何清洗蔬菜水果才不會吃到農藥？」

關於這問題，我有兩套答案——對於一般民眾，我會告訴他們在水龍頭底下用水沖洗，仔細刷洗蔬菜或水果的縫隙；但如果是在修我課的學生，我就會直截了當地跟他們講洗不掉。

為什麼答案完全不同呢？

因為來修課的學生，我會有一學期的課堂時間仔細地向他們說明農藥是什麼，而在對農藥有清楚了解後，對於洗不掉蔬果中的農藥這件事，並不會造成他們生活上的困擾。

但如果面對的是一般民眾，我沒有充裕時間跟他們解釋農藥的多樣與毒性的不同，農藥的殘留不等同於毒性的殘留……等等，只好從盡量減少農藥殘留的角度，介紹他們清洗掉蔬果表面部分農藥殘留的簡便方法。民眾也比較容易利用這方法，在料理食材或取食蔬果前，處理並加強食物的衛生安全。

但是近年來，資訊流通快速，民眾對於農藥在食物上殘留的認知也有不同的轉變，有人會追問，或者質疑：

「這個清洗法能洗去系統型農藥嗎？」

「檢驗合格的農產品是表示沒有農藥殘留嗎？」

「有機農業真的不能使用農藥嗎？」

有鑑於臺灣民眾對食的安全愈來愈重視，而蔬果農藥殘留的情形也一直存在，因此讓我興起了寫一本書的念頭，介紹可以有效清除各種食材上所殘留不同種類農藥的方法，提供給有興趣的讀者們參考。

當然，所有武功都有罩門，再好的方法或技術也會有盲點。但能減少一分殘留，就能增加一分安心，是本書的關鍵概念。

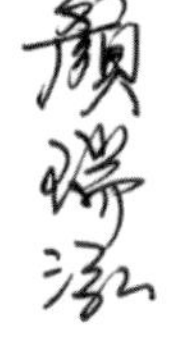

本書使用指南

本書分為三個部分，以適合一般人閱覽的規劃設計，傳達農藥專業，使此書兼具實用與知識價值。

第一部分「蔬果農藥殘留27問？」：將專業艱澀的農藥知識，轉換為一問一答的方式呈現，設想消費者心中的疑惑，並予以解答外，更引導讀者認識農藥在研發、法規與施用的相關知識，將相關問題分為認識、挑選與清除三大類，讀者在書籍頁面左側標籤上可以清楚查閱相關內

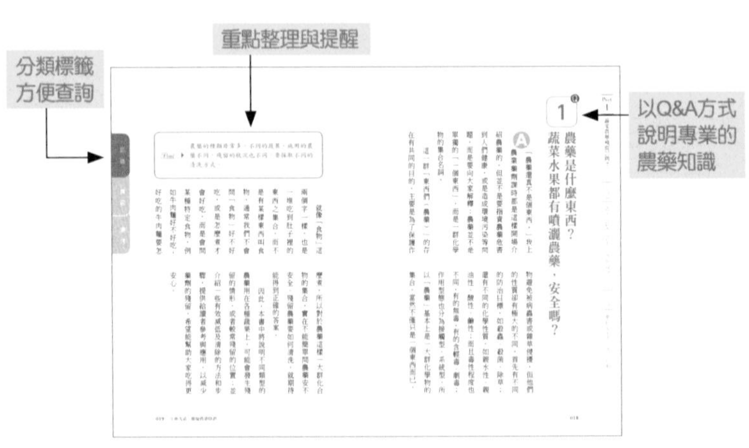

圖一「Part.1 蔬果農藥殘留27問？」頁面說明

容。（如圖一）

第二部分「如何去除農產品上的農藥殘留」：以消費者最方便查找的方式分成八大類、三十一大項農產品，並說明每項農產品的特性、如何清洗、農藥殘留的位置，最後附上用於此種農作的合法使用農藥主成分。（如圖二）

第三部分「網路追追追，傳言破解」：蒐集網路上有關蔬果食安問題的二十大傳言，由作者以專業說明這些傳言的背景、可能性，隨著分析的脈絡，引導讀者以理性角度看待傳言，辨別真假。

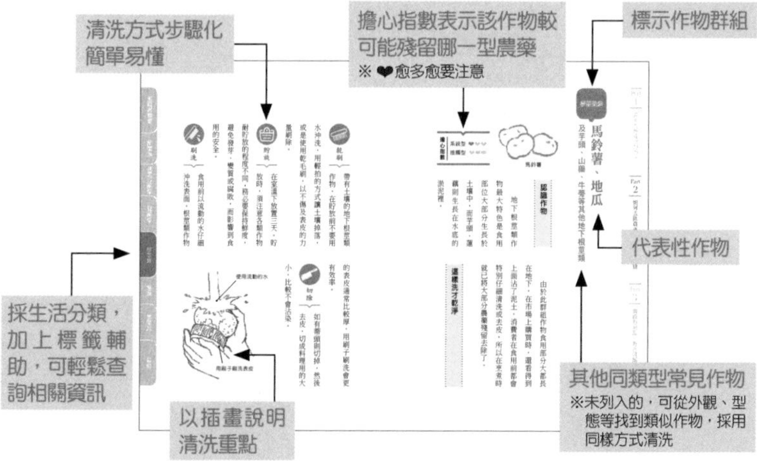

清洗方式步驟化
簡單易懂

擔心指數表示該作物較
可能殘留哪一型農藥
※ ❤愈多愈要注意

標示作物群組

代表性作物

採生活分類，
加上標籤輔
助，可輕鬆查
詢相關資訊

以插畫說明
清洗重點

其他同類型常見作物
※未列入的，可從外觀、型
態等找到類似作物，採用
同樣方式清洗

圖二 「Part.2 如何去除農產品上的農藥殘留」頁面說明

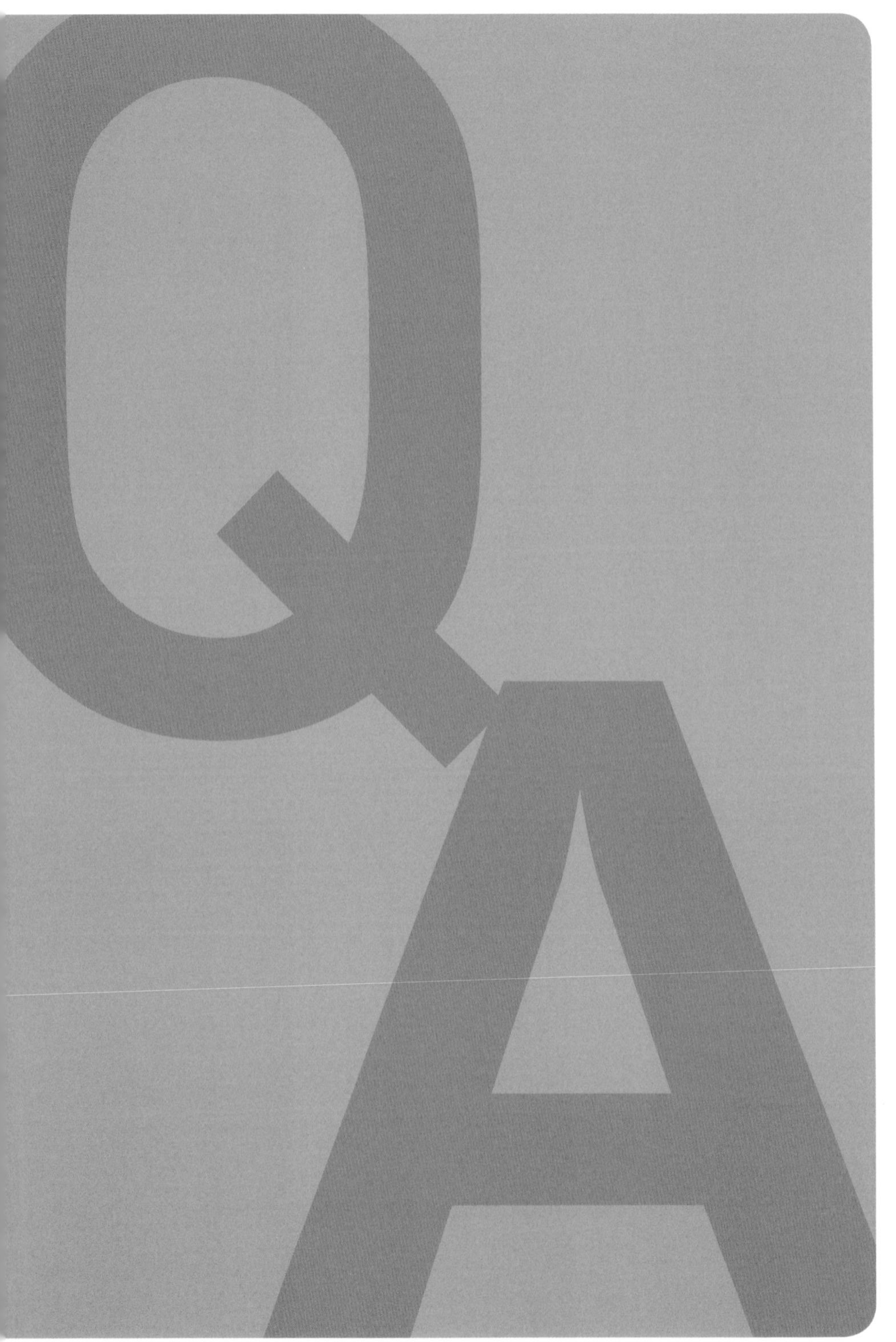
Q
A

Part 1

蔬果農藥殘留 27 問？

Q1 農藥是什麼東西？蔬菜水果都有噴灑農藥，安全嗎？

A 「農藥還真不是個東西。」我上農業藥劑課時都是這樣開場介紹農藥的。但並不是要指責農藥危害到人們健康，或是造成環境汙染等問題，而是要向大家解釋：農藥並不是單獨的「一個東西」，而是一群化學物的集合名詞。

這一群「東西們（農藥）」的存在有共同的目的，主要是為了保護作物避免被病蟲害或雜草侵擾，但它們的性質卻有極大的不同。首先有不同的防治目標，如殺蟲、殺菌、除草；還有不同的化學性質，如親水性、親油性、酸性、鹼性；而且毒性程度也不同，有的無毒，有的含輕毒、劇毒；作用型態也分為接觸型、系統型，所以「農藥」基本上是一大群化學物的集合，當然不僅只是一個東西而已。

Point ▶ 農藥的種類非常多，不同的蔬果，施用的農藥不同，殘留的狀況也不同，要採取不同的清洗方式。

就像「食物」這兩個字一樣，也是一堆吃到肚子裡的東西之集合，而不是有某樣東西叫食物。通常我們不會問「食物」好不好吃，或是怎麼煮才會好吃，而是會問某種特定食物，例如牛肉麵好不好吃，好吃的牛肉麵要怎麼煮。所以對於農藥這樣一大群化合物的集合，實在不能簡單問農藥安不安全、殘留農藥要如何清洗，就期待能得到正確的答案。

因此，本書中將說明不同類型的農藥用在各種蔬果上，可能會發生殘留的情形，或者較常殘留的位置；並介紹一些有效減低及清除的方法和步驟，提供給讀者參考與應用，以減少藥劑的殘留，希望能幫助大家吃得更安心。

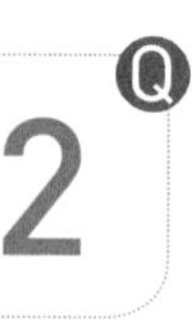

「農藥」聽起來就感覺有毒，農作物為何還要使用農藥？

A 這是很多民眾常有的疑問，明明知道農藥吃了可能會對身體不好，為何農民還要使用呢？

首先我們要了解，人類必須依靠食物而生存。在早期漁獵時代，食物來源少，人不容易吃飽，自然人口增加慢；但人類的文明逐漸進展到農業社會，開始種植作物，獲得穩定的食物來源後，人口就快速增加，緊接著將獸力及較進步的農具應用於農業生產，農業生產力更快速的提高。然後進步的農業器具及改善生產環境條件的灌溉設施開始應用後，人們從完全看天吃飯，逐漸變成能運用技術建立穩定的農業生產系統，能夠提供更多糧食，世界人口因此快速增加。但就在人口快速增加的同時，可以開發的耕地面積卻有限，於是只好設法提高單位農地的農作物生產量來提供足夠的糧食。

要如何提高單位農地的產量呢？積極的做法是從作物的選種及育種著手，而消極的方法則是保護作物減少其損失，因此農民在取得優良作物品種後，就要好好保護作物，以求取發揮作物最高產量及最佳品質。而保護作物的方法很多，其中最經濟、效果也最好的方法，就是施用化學藥劑。

所以，如果要降低農作物栽種成本、增加收穫量，並且讓外表美觀的話，使用農藥是最有效且最省力的方法。當農民發現種植的作物被蟲咬了、生病了，或是被雜草搶了食物（肥料）、佔了生長空間（陽光），他們就會開始使用農藥來殺蟲、殺菌、除草。現在應該知道農民為何要使用農藥了吧！

Point ▶ 為了提高農作物的生產量，並且有更好的品質，最經濟的方式就是使用化學藥劑，如化學肥料與農藥。

Q3 常聽說農民種自己吃的菜時，會另外栽種，完全不噴灑農藥，為什麼他們會這樣呢？

A 我發現很多人因為這樣的說法，更加的排斥農藥與恐懼農藥，但如果對於農藥有基本的認識，其實不用太過於擔心，農民自己吃的菜不噴農藥，還有其他的原因，並不一定是因為覺得農藥不好。

當然，由於農民在噴藥時，會在當場眼睜睜地看著昆蟲因為被噴灑殺蟲劑，從植物上掉下來，然後扭曲死掉；或者是看著雜草噴了除草劑後，快速枯黃凋落，自然會對他們的心理有些影響。但主要還是因為，自己要吃的蔬果，既不要求外表美觀，也不用產量多高，他們當然不需要花費精力去噴藥。

不過，農民要送到市場上去販售的農產品，由於消費市場對品質有一定的要求，農民需要更加用心去栽培管理，適時補充農作物生長所需的養分，並在農作物受病蟲為害時加以保護，才能維持一定的產量與品質。

相較之下，農民另外種給自己吃的菜，事實上並不是農民特別去照顧栽種的，反而是農民不需要特別去進行施肥及病蟲害防治的部分，所以有時候在外觀上不是很完美，或者是個體比較小。

這些農民栽種給自己吃的菜，雖然沒有特地噴藥，但如果與其他採用慣行農法的農田沒有隔離完全，或是澆灌的水源沒有完善區隔的話，也是有可能發生農藥飄散、水源汙染的情形，所以即使是農民種給自己吃的菜，在食用前也要謹慎的清洗。

Point ▶ 一般傳統市場購買回來的蔬菜，即使看起來像沒有施藥，或者是當地農家自己栽培，也都可能受到汙染，清洗工作不可輕忽。

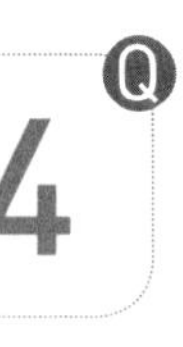

為何農作物會有農藥殘留？不能避免嗎？

A 農作物會有農藥殘留的原因，可以從兩方面來說：首先，農藥被直接施用在農作物上面或是農作物生長的地方，因此農作物無可避免地會與農藥接觸，而接觸後多少會殘留農藥在上面，即使過了一段時間，或許大部分會被雨水沖淨，或者自然消解，但還是會有些位置容易聚積藥劑，也就是我們在書中教大家要特別注意清洗的地方。

另一方面，是刻意要去保留農藥的殘留。因為施用農藥後，需要讓農藥在田地裡或是在農作物上維持一定的有效藥量，才能持續保護作物的作用，否則當農藥殘留量降低到無法保護農作物時，害蟲病菌等又會開始侵犯農作物了。所以在農作物收穫前，農藥一定要維持基本的量；也因此農

認識
挑選
清除

Point ▶ 農藥的殘留有其必要性，否則就無法保護農作物，只要農民有遵守使用合法農藥與安全採收期，其實不用太過擔心。

作物只要有使用農藥，在收穫後仍有農藥殘留是正常的現象。

既然多多少少都會有農藥殘留，我們所應該要關心的是農藥的使用方式，農民是否有按「植物保護資訊系統」*的推薦使用合法農藥，以及是否有遵照安全採收期的規定：當農作物採收時，農藥殘留量已經消退到安全範圍以內。在各個農藥規定的安全採收期後所採收的農作物，只要仔細清洗，就能讓全家人吃得安心又健康。

*自二〇一八年十一月一日起，數位版《植物保護手冊》改為植物保護資訊系統（https://otserv2.tactri.gov.tw/ppm/）提供線上查詢，紙本則以各類作物單行本不定期發行。

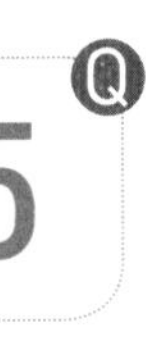

什麼是安全採收期？這段期間採收的蔬果吃起來就安全嗎？

A 農藥噴施後，就會開始不斷消散分解。我們透過實驗，獲知不同農藥施用在不同的農作物上後，隨著時間消散的狀況。而根據這份資料，就可以估算最理想的安全採收期，當到達理想的安全採收期時，通常農藥已經消散至偵測不到的狀況。

但實際作業的時候，由於病蟲害防治上的需要，並考慮農藥的毒性高低，一般會將安全採收期的設定提前幾天。也就是在採收前，仍會讓農藥殘留量維持在具有最低防治效果，而這個時間點農藥的殘留量在食用上也是安全的。

舉例來說，某農藥施用後偵測數值為 1.6ppm；施用八天時剩 0.2ppm；施用十天時，偵測剩下 0.1ppm，十二天剩下 0.05ppm，如再降解就會偵測不到了。若對害物的防治需要有效濃度高於 0.2ppm，而經過動物毒性試驗後，確認結果在 0.2ppm 是殘留農藥安全容許量，即可能將其安全採收期訂為八天後，而不是完全消散的十二天以後。

「安全採收期」是指農藥施用後隔多久時間才可以採收，而此時殘留在農作物上的農藥量，消費者食用時是不會有安全疑慮的。

Point ▶ 在實務上，安全採收期通常設定於「農作物上的農藥還具有防治效力，但此殘留量對人體已經無害」的時間點。

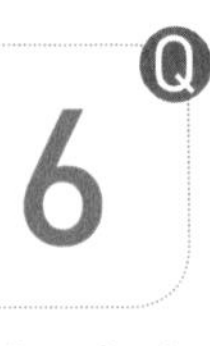

新聞時常報導某項農產品農藥殘留檢驗不合格。什麼是合格不合格的標準？

A 農產品的農藥殘留問題，由於攸關人民的健康及農民的權益，因此不論是農產品上的殘留農藥標準、農產品上農藥殘留的檢驗方法，甚至檢驗農產品上農藥殘留的檢驗機構，都需要經過官方的認證。

以農藥殘留標準為例，衛生福利部食品藥物管理署依據《食品安全衛生管理法》訂定並公告《農藥殘留容許量標準》可供遵循。

各地衛生局會依照所訂之標準，定時抽驗批發市場或是賣場販售的蔬果；尤其在颱風搶收的狀況下，會再特別加強查驗數量，如有檢出超過安全容許量的蔬果，則會對種植者處以罰鍰。而在政府單位查驗頻繁下，可

> **Point** 農藥殘留的標準、方法都經過嚴格的科學實驗而訂定，其檢驗機構也要經過官方認證，為確保資訊的正確性，民眾平日可多留意相關訊息，避免挑選到農藥殘留超標的蔬果。

以發現違規的狀況已日漸改善。

《農藥殘留容許量標準》採取正面表列的方式，唯有列在表上的農藥與作物可以有殘留情形，但有規定一定的容許標準；至於沒有訂定安全標準的，以及公告禁止的農藥，除另有規定外，依法不得有殘留。一般大眾在食品藥物管理署的網站上就可查詢到相關資料。

因此，農藥殘留檢驗結果出現不合格的情形有兩種：(1)殘留量超過公告的容許量標準；(2)檢驗出沒有訂定容許量標準或者禁用的農藥。所以，政府農產品殘留農藥監測檢驗結果公告不合格農作物，不外乎就是上述兩種情況之一。

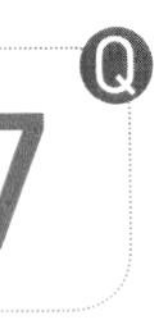

《農藥殘留容許量標準》如何訂定的？如果特別愛吃某種蔬果，那麼也沒事嗎？

A 判斷農產品上的農藥殘留量是否合格，是將農產品經官方認證的檢驗機構檢驗出的農藥殘留結果與《農藥殘留容許量標準》比對，看是不是有表中未訂定標準、或禁止使用的農藥被驗出，或是驗出的農藥殘留量超出容許標準。

因此，《農藥殘留容許量標準》的訂定就非常的重要，不但需要能顧及食用的安全，還要能維持可以保護作物的殘留濃度。

目前的標準是根據《食品衛生管理法》第十五條之規定，針對農產品上的農藥殘留而訂定的。簡單的說，這個標準訂定原則是依農藥的「未觀察到危害性的最高劑量（No observed adverse effect level, NOAEL）」做為計算基準；依據政府核准的使用方法及

認識 挑選 清除

防治作物為對象；最後還要考慮加上國人對農產品食用習慣及食用量等因素，才著手研訂每一類農作物中的各種農藥殘留安全容許量標準。一般民眾在衛生福利部食品藥物管理署的網站上，就可以查詢到各種農作物與農藥被允許殘留的數值。

專家學者在訂定安全標準時非常嚴謹，均是以最嚴重的情況來考量，如以最敏感的動物實驗結果、最高的殘留情形及最大的食用量來計算……例如依據每一種農藥實際在作物上的殘留情形（田間殘留實驗的數據）、每人每天最高可容許攝入該農藥的量（動物長期毒性試驗無危害的劑量值再除以安全係數）、國人會取食的農作物有哪些種類、每個種類的取食量各是多少（國人營養調查資料）？

Point ▶ 《農藥殘留容許量標準》的制定，已將國人單一種類農作物每天最大的食用量考慮進去，因此不用擔心偏食某種蔬果會有害身體健康。

收集上述科學資料後，經過評估及專家討論，進而訂出每一類農作物上面有多少的農藥殘留是不會影響到國人的健康，即稱為《農藥殘留容許量標準》。

由此可見，《農藥殘留容許量標準》在安全把關上是非常嚴苛的，農作物裡的農藥殘留量在如此嚴格的標準下，只要不是一次吃下極大量相同的農作物，依國人正常的食用習慣，即使偏食某一種蔬果，也不會對健康造成危害。

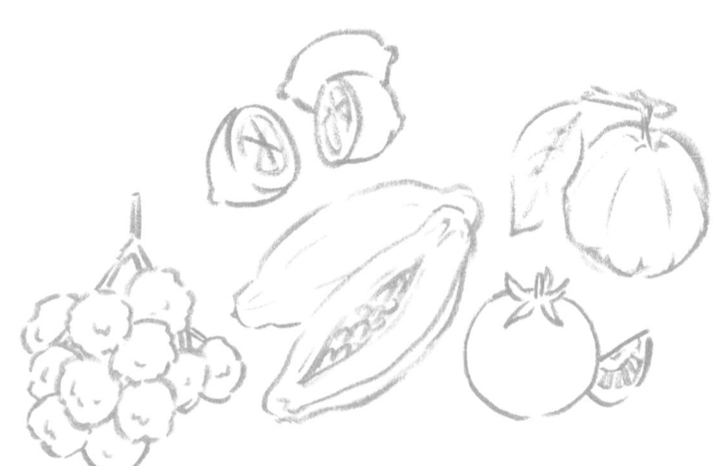

Q 8

是否通過農藥殘留檢驗的農作物，就沒有農藥殘留？

A 如前所述，農產品上的農藥殘留量是否合格，是將農產品上的農藥殘留檢驗結果與《農藥殘留容許量標準》比對，看是不是有表中未訂定標準的農藥被驗出，或是驗出的農藥殘留量超出標準。

合格的農作物，即是沒有被檢驗出其中有殘留農藥；亦或是檢驗出的農藥殘留量低於《農藥殘留容許量標準》，例如殺蟲劑亞滅培於包葉菜類上的殘留容許量是 2.0ppm，只要低於這個數值，比如檢出的數值是 1.8ppm 或0.5ppm，就算是合格，但並不代表沒有農藥殘留。然而，在容許值內的微量殘留對人體並沒有危害，民眾食用時不需要擔心。

我們看到的農產品殘留農藥檢驗是誰做的？可以相信嗎？

A 由於農產品中農藥的殘留非常微量，大概就像是一個大沙包裡面一小粒沙子的程度，因此在檢驗工作上必須非常嚴謹，而且分析技術也要經過訓練，所得到的結果才會有可信度。若萬一不慎將錯誤數據對外公布，不但會造成消費者的恐慌，更可能使農產品生產者蒙受極大的損失；反之，如果有農藥殘留，卻沒有正確被檢驗出來，則會影響消費者的飲食安全。

所以，農產品中殘留農藥的檢驗是保護消費者食用農產品安全的重要關卡。相對地，檢驗工作極為重要，衛生福利部食品藥物管理署在分析工作上，即隨著技術進步而持續公告修正「食品中殘留農藥檢驗方法－多重農藥殘留分析方法」，目前最新方法

> *Point* ▶ 農藥殘留檢驗報告，均由國家認證的單位進行檢驗，檢驗結果非常嚴謹，報告也具有公信力。否則稍有不慎就會造成消費者的恐慌，甚至農民的損失。

為二〇一九年五月十日公告修正的「食品中殘留農藥檢驗方法—多重殘留分析方法（五）」，此法可以分析多達三百八十種農藥的殘留。而殘留分析的結果與《農藥殘留容許量標準》比對，即可據以判斷農產品中的農藥殘留是否合格。

執行上述檢驗方法以進行農藥殘留檢驗的機構，不論是官方的研究檢驗單位，或是民間商業的檢驗實驗室，都需要取得衛生福利部食品藥物管理署的認證，或者行政院農業委員會認可輔導的檢驗中心、財團法人全國認證基金會（TAF）的相關實驗室認證（ISO 17025）。也就是說，一定要是經過認證的實驗室進行的農產品殘留農藥檢驗，所得到的結果才具有公信力。

Q10 農民們怎麼知道哪些農藥可以合法用於哪些農作物呢？

A 世界上大多數國家的農藥登記制度，是由農藥廠商向政府提出申請並完成登記，政府才能有效控管，並且訂定一定的使用原則提供農民們遵循。

不過，哪種農作物可以施用哪些農藥，並不完全是依單一的農作物來規定。在我國是採用「延伸農藥使用制度」，即某種農藥可以適用於某一群組的類似農作物。

這是因為申請時除要求廠商提供農藥的防治效果外，更要附上齊全的農藥基本性質資料、毒理資料、對環境的風險資料等等，需要投入相當多的人力及物力去進行研究。

廠商基於市場考量，通常只願意針對較大生產面積、生產量大的農作物，或是經濟價值高的農作物所需的

Point 如「少量作物」缺少農藥使用規範可遵循，農民極可能隨意用藥，如此將會無法控管與檢驗。因此，將「少量作物」納入類似作物的群組中，依循相同用藥規定，是解決此困境的有效辦法。

農藥去申請，使得某些「少量作物」發生病蟲害時，無合法藥劑可使用。此時農民就容易發生違規使用農藥的情形；而農民使用未經科學評估的農藥，就會影響到食用農產品的安全。

在世界各國都有這樣的問題，並為此曾召開多次會議解決，臺灣目前採用行政院農委會所推動將農作物以科學方式分群，進而延伸農藥使用的制度，並於二〇一八年十二月二十八日修正發布《農藥田間試驗準則》及公告《群組化延伸使用範圍之農藥田間試驗實施規定》，提供農民有效的農作物保護藥劑與評估農藥殘留問題的規則，為同時提供農民合法的農藥使用，亦顧及消費者取食農產品安全的方法。農民在種植農作物時，只要參考國家的規定，就能合法的使用農藥。

Q 11 在農藥延伸使用制度中，農作物如何分群組？又分哪些群組呢？

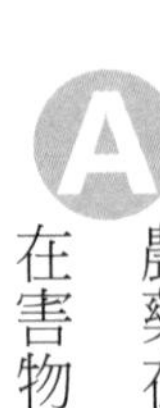

農藥在延伸使用農作物範圍時，在害物防治上是依「防治效果」所採取的分群方式，考慮到藥效是否能達到保護目的。而為使原先合法登記用在A作物上，防治某種狀況病蟲害的農藥，延伸使用在B作物上，必須進行藥效試驗，提出科學證據來證實是有效的。

而基於作物與作物間及與害物間的關係所做的「藥效試驗使用範圍分群」，在分組時必須考慮作物的生長特性、形態、採收形式，以及栽培模式與受同種或同類群害物危害情形，目前區分為水稻、雜糧、蔬菜、果樹、花卉、林木及菇等群組。

Q12 使用農藥還要分群，那麼農作物分了群組後有什麼好處呢？

A 在農藥延伸使用範圍制度推動之後，同一農藥殘留群組下的農作物，不論是代表性的作物或少量作物，都可以使用相同的合法農藥，以減少因缺乏防治藥劑，而迫使農民自行違規擴大農藥使用的問題發生，這是好處之一。

其次，如能正確使用農藥，就能預估農藥殘留的狀況並掌握安全採收期，此為另一個好處。

考慮農藥殘留與消費者的食用安全是「群組化農藥延伸使用」制度中的另一個重點。以往未群組化時，根本無法知道在種植「少量作物」時，真正用於病蟲害防治的農藥有哪些？在栽種過程中，為了防治病蟲害，農戶們各顯神通自行施用農藥，殘留的農藥自然就五花八門，難以檢驗。有了分群制度後，則使「少量作物」的農藥殘留情形趨於一致。

在農藥殘留容許量試驗中，還採用另一種作物分群，目前區分為二十二類，包括米類、麥糧類、乾豆類、包葉菜類、小葉菜類、根莖菜類、蕈菜類、果菜類、瓜菜類、豆菜類、芽菜類、瓜果類、大漿果類、小漿果類、核果類、梨果類、柑桔類、茶類、甘蔗、堅果類、香辛類植物及其他草木本植物等類群。

本書延伸作物分群的概念，以一般民眾熟知的代表農作物來表現，說明合法的推薦用藥可能殘留情形，並建議合宜的清洗去除步驟，如有不及備載的蔬果，讀者可以自行延伸至同類作物的農藥殘留清除方式，以做為選用相關農產品時的參考。

Point ▶ 群組化的農藥延伸使用制度，以「防治病蟲害」與「農藥殘留」兩個面向進行作物分組，兩者相輔相成，不但使農民有農藥可用，也考慮到消費者食的安全。

Q13 市面上快速檢測農藥殘留的產品，用來檢測農藥殘留準確嗎？

A 農藥殘留都是很微量，幾乎都在ppm（百萬分之一）甚至更低至ppb（十億分之一）以下，因此目前公告方法是用液相層析串聯質譜儀（LC/MS/MS）及氣相層析串聯質譜儀（GC/MS/MS）進行檢測。

市售快速檢測農藥殘留的產品，以檢測晶片為例，如果採用酵素（例如乙醯膽鹼酯酶）做為檢測工具，會針對與此酵素有反應的農藥類別檢測，而無法知道哪種農藥有多少殘留量。由於農藥種類繁多，且毒性差異大，農藥殘留標準是依據個別農藥訂定，此方法在無法確知農藥種類及殘留量的情形下，很容易對農藥殘留結果造成誤判。至於隨手型檢測器，同樣檢測的是化學物質的官能基，無法明確知悉農藥殘留種類及殘留量。

Q 14 有套袋的蔬果就不會噴灑到農藥，是不是可以吃得更安心？

A 套袋目的是為了防病蟲害，不是為了防農藥。況且，有些藥劑具有系統性的作用，不是套袋就不會有農藥殘留；有些套袋是在噴完藥後才施作，甚至在國外還有出產含藥劑的套袋，以增加防治害物的效果。因此，套袋不能做為判斷有沒有農藥殘留的依據。

一般而言，套袋施作的時機點大多在幼果時期，發生果實的病蟲害之前。果實套袋後，受到完善的保護，減少病蟲害的發生，對於降低農藥的使用確實是有效的方式。即使使用藥劑，套袋的隔離對於果實避免接觸藥劑也可以發生一定的效果，使農藥殘留在蔬果表面的機會降低許多。所以雖然套袋不能代表沒有農藥的殘留，但對於減少殘留卻是有幫助的。

Q 15

標示為有機栽種的農產品，是不是就不會有農藥殘留的問題呢？

A 很多人認為吃有機農產品，就不必擔心農藥殘留。其實，這也是對農藥認識不夠的誤解。

所謂有機農產品，是指農作物在生產過程中，未使用化學合成生產的農藥或肥料。但在有機農產品的生產過程，還是會使用天然來源的資材，由於目的同樣是保護作物，當然也屬於農藥的範圍。因此，有機農作物是可以施用農藥的，只是這些資材的來源是天然的，非經人為方式合成的。天然的資材，取自於自然，用之於自然，雖然對環境友善，對生態安全，但也是會有農藥的殘留，只是一般均認為這些天然的植物保護資材對人體的危害性較低。

Q16 我們只要在農產品選購與清潔上多用心，是不是就不用擔心農藥對人的影響呢？

A 殺蟲與防病的藥劑不一定只使用在農產品上，只是對於消費者來說，農產品的農藥殘留問題是最直接的、有累積性的，每日食用蔬果食材都需要面對這樣的問題。但事實上，農藥是一種植物保護用途的藥劑，在我們生活的周遭應用十分廣泛，也因此接觸到農藥的機會並不僅止於食用農產品的殘留。

首先，家家戶戶幾乎都會使用殺蟲劑，但因為不是應用在農業生產的植物保護用途，而是用於維護環境衛生，所以不是稱為農藥，而是稱之為環境衛生用藥，管理單位也不是農委會，而是環保署。每到登革熱好發季節，政府機關就會在民眾住家環境周圍大規模進行藥劑噴施，用來防治病媒蚊。

Point

農藥是保護農作物的藥劑，事實上在我們生活周遭還有很多類似農藥成分的殺蟲殺菌劑，也要注意使用並且避免接觸。

社區住宅的管理委員會定期對地下室或公共區域進行環境衛生的維護工作，也都會用到這些環境衛生用藥。此外，晚上睡覺時使用的電蚊香片、點燃的蚊香、拿來殺蟑螂的殺蟲噴罐，誘引蟑螂、老鼠、螞蟻的餌劑等等，這些用藥其實主成分與某些農藥的主成分是一樣的。

其次，道路旁的行道樹，常會有病、蟲的侵擾，也需要藥劑的保護。運動場地需要美麗漂亮平整的草皮，則要使用除草劑、殺蟲劑及殺菌劑來保護。這些都是我們日常生活中除了飲食以外，會接觸到農藥的途徑。雖然接觸機會較少，但也要多加注意。

Q 17 聽說挑選有蟲咬過或是病斑的蔬果，就是沒有灑農藥，真的是這樣嗎？

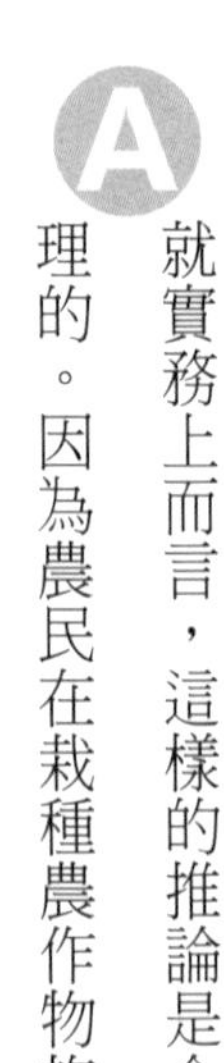

A 就實務上而言，這樣的推論是合理的。因為農民在栽種農作物施用藥劑時，需要花費人力及購買農藥的成本。如果消費者只買外型漂亮完美的蔬果，那麼農民就只好多花些錢與心思，盡量設法讓種出的農作物完美無瑕，因此若是看見表皮完整又漂亮的蔬果，就有可能是受到比較多的照料，而外觀稍有瑕疵，偶見有蟲咬孔洞的作物，則可能是因為較沒有使用藥劑保護所造成的。

但是，民眾在市場選購蔬果時，卻也沒必要矯枉過正，一味只挑選有蟲咬或有病斑的蔬果，因為我們從外觀上根本無法判斷農作物是否有施灑農藥，也有可能是農作物發生蟲咬痕或是有了病斑之後，農民開始為了防治而進行噴藥呢！

Q18 在市場上到底要怎樣選購蔬果才能避免農藥殘留的風險呢？

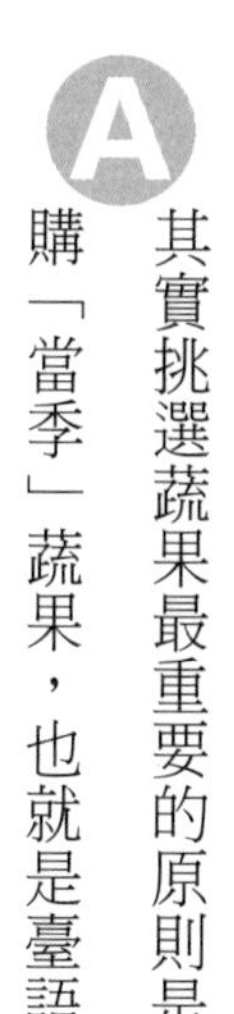

其實挑選蔬果最重要的原則是選購「當季」蔬果，也就是臺語所說的「對時」。但除了當季以外，還要選擇「適地」種植的蔬果。

在合宜的氣候及適合作物生長的土壤環境下成長的蔬果最健康，而健康的蔬果不僅營養成分會在最好的狀態，更因為生長狀況良好，自然不需要太多外來的手段去保護，也就是說健康的植物就不必噴太多的農藥。

另外，不是在地且當季生產的蔬果，為了長期保存或是長途運輸的需要，自然就會使用許多保護的方法，例如防腐、保鮮等等。

除此之外，如果在颱風或豪雨前後購買蔬果，比較有可能買到農藥殘留量超過標準的農作物。主要是常有農民為避免災害造成農作物損失而搶先收成，但這些搶收的農作物如果所施用的農藥還沒達安全採收期，此時作物上的農藥殘留量就很容易超過容許量標準。因此，擔心風災雨禍後蔬果會漲價，提前到市場搶購蔬果的消費者，需要特別注意。

而某些使用設施栽培方式栽種的農作物，例如架設溫室、網室栽培的作物，因為具有較好的病蟲害隔離效果，可以有效減少農藥的施用，所以標示設施栽培的農作物，也是選購時的參考指標之一。

Point 一般選購蔬果時要考慮適時適地，在時的方面，購買當季盛產的最好；在地的方面，最好選擇適地生產或在溫室、網室栽培的蔬果。

19 市面上有些蔬果有貼標章，這種會比較有保障嗎？

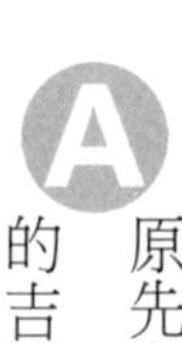

原先在超市農產品包裝上常見到的吉園圃標章（Good Agricultural Practice, GAP）已自二〇一九年六月十五日退出市場，消費者可改以產銷履歷農產品標章做為在採購農產品時選擇的一項依據。一般來說，選購具有優良農產品標章（Certified Agricultural Standards, CAS）以及農民落實執行的產銷履歷（Traceability）等認證產品，是最有保障的農產品採購方式。

其中CAS標章是我國優良農產品認證標章的簡稱，是國產農產品及其加工品最高品質的代表標章。CAS標章是行政院農業委員會本著發展「優質農業」及「安全農業」的理念，自一九八九年起著手推動的認證標章。不僅止於生鮮蔬果類，CAS，而是包括有十六大項的農產品，目的是希望提升國產農水畜林產品及其加工品的品質水準和附加價值，以保障生產者和消費大眾的共同權益，並與進口農產品區隔。

同時，也期望能透過認證標章的推廣與宣導，建立國產農產品在國人心目中的良好形象，進而愛用和喜歡國產品，提升國產農產品的競爭力。申請的各項農產品都訂有衛生安全基準，其中也包括農藥殘留須符合衛生福利部所公告《農藥殘留容許量標準》之要求。

「吉園圃」是英文「GAP」音譯，為Good Agricultural Practice之縮寫，意思是優良農業操作。用最合乎自然的耕作條件來種植農作物，減少因農藥而帶來對自然環境的傷害，適時適地適種就能合理的使用農業資材，提高農產品品質之目的。而依此原則所生產的農產品也一定會是優良農產品（Good Agricultural Product），簡稱為GAP，故「吉園圃」標章的意義是經由優良農業操作所生產的安全農產品。自二〇〇六年一月一日起，改為

「CAS吉園圃生鮮蔬果標章」。此標章代表品質的安全、農友的榮譽，可放心採購，安心享用。不過，由於吉園圃標章使用已逾二十年，市面假冒標章的情形時有所聞，已在二〇一九年六月正式退場。

而「農產品產銷履歷（Traceable Agriculture Product）」主要目的是在賦予產銷流程中參與者明確責任，一旦發生食安問題，可快速追溯責任，並從市場上將問題產品下架，降低對消費者危害的風險，也可減少對其他無辜農產品的影響。購買產銷履歷農產品，可以從「產銷履歷農產品資訊網」查詢到農民的生產紀錄。

Point

如欲進一步了解市面上常見的農產品標章，可至所附網址查詢。

■優良農產品標章CAS：www.cas.org.tw

■農產品產銷履歷：http://taft.coa.gov.tw

Q20 水耕農產品看起來很乾淨，會不會比較衛生安全？

A 水耕是將農作物種植在以水取代土壤為基質的環境中，農作物生長所必需的營養，如氮、磷、鉀等元素，則是添加到水耕液中，因此農作物吸收養分速度快而直接。但是有些植物視氮肥為美食，會過量吸收氮肥，加上光照不足等種植環境或其他生長條件的問題，很容易造成農作物中的硝酸鹽含量過高。食用後，經過唾液酵素及消化道微生物的作用，會把部分的硝酸鹽轉變成亞硝酸鹽，危害人體健康，這點值得注意。

目前水耕的生產環境控管條件日趨進步，例如最近興起的植物工廠，即是在嚴格的溫度及光照環境調控下於室內生產，若能再搭配嚴格的產品檢驗，這樣的水耕植物確實是比較衛生。

Q 21

有人說用鹽可以清除蔬果上的農藥，是不是真的呢？

A 時常有人在講使用鹽水清洗可以去除蔬果上的農藥殘留，但是農藥附著在蔬果表面上的成分，很多都是偏脂溶性的物質，而以清水沖洗主要是利用水流的力量，加上刷洗的方式去除附著的藥劑。

如果使用鹽水清洗，一來鹽水對脂溶性的藥劑溶解度不好，其次使用鹽水大都只能以浸泡的方式處理，因此，清除殘留農藥的效果並不會比在水龍頭下以水流沖洗的方式要好。

還有，一般使用鹽水浸洗蔬果，鹽的濃度要如何調整？會不會影響農產品的風味？這些都使得鹽水清洗蔬果農藥殘留的方法受到質疑。

Q22 市面上有專用的蔬果清潔劑，是否會洗得比較乾淨呢？

A 若問使用市面上商品化的蔬果清潔劑來清洗的效果如何？由於各家蔬果清潔劑配方各有不同，很難一致回答有效或無效。

但是即使清除掉部分蔬果中殘留的脂溶性農藥，使用的清潔劑是否也會有殘留問題呢？再用其他方法清洗這個清潔劑嗎？若是清洗不乾淨呢？會不會吃蔬果的同時，還會吃進沒清洗乾淨的農藥和蔬果清潔劑？這樣不是吃進更多殘留的化學藥劑。

所以使用清水依照食用部位的特色去進行沖洗，還是目前比較有用的辦法。如果使用蔬果清潔劑來清洗，也許應先確實了解配方的安全性後，再斟酌使用。

Q23 聽說用小蘇打或醋來洗可以中和農藥，聽起來好像很有道理，是真的嗎？

A 小蘇打與醋，一個是鹼性，一個是酸性，分別說明如下：

小蘇打，又稱為蘇打粉，化學名稱是碳酸氫鈉（$NaHCO_3$），在水中會釋出二氧化碳，因此在食品製作時常用來當膨鬆劑，且因具有弱鹼性，也常用來中和食品中的酸性。由於小蘇打常被添加在食品中，所以有消費者認為用來清洗蔬果應該會比用清潔劑安全。

事實上，有許多酸性的農藥（例如有機磷劑）在鹼性環境中降解速度會變快，像馬拉松（malathion）在pH5下，半降解周期（農藥降解一半所需時間，DT_{50}）大約一〇七天，pH7時半降解周期只剩下六天，pH9時半降解周期僅需半天。

感覺上好像是可以加速降解，但

Point ▶ 用小蘇打或醋來當清洗劑，效果未必會比用清水沖洗好。

是不妨仔細想一下，即使是在pH9的鹼性環境下，也需要半天（十二個小時）才能降解一半，而一般我們清洗蔬果時間最多幾十分鐘，因此利用小蘇打來加速農藥的降解，其實效果並不明顯。

況且，若殘留的是其他在鹼性環境中安定的農藥，用小蘇打清洗，不是反而增加降解所需時間？其次，小蘇打有藥品用、食用及工業用等不同等級，萬一使用到雜質較多的小蘇打粉，反倒增加汙染蔬果的機會。

至於用醋清洗，以上述馬拉松為例，反而是會延長有機磷劑的降解時間，而且以醋清洗後，醋的味道會留在蔬果上，也會影響食物的風味。

因此，無論是用小蘇打或醋，都不如以清水沖洗的方式好。

Q24 有人用臭氧來清洗蔬果，可以清除農藥殘留嗎？到底哪一種方法最有效呢？

A 由於人們一直很在意農產品上農藥殘留的問題，再加上科技進步，市面上出現許多幫助清洗的用品。近來應用臭氧來清洗蔬果的設備，一下子抓住了大家的目光，不少人開始探詢是否有用。

不可否認的，以臭氧機來清洗蔬果，對於去除農藥殘留有一定的效果，但是臭氧對人體安全嗎？這是需要考慮的另一個問題。

為了知道臭氧的功效，我們曾經進行過一項試驗，分別以通入臭氧、通入空氣及單純浸泡三種方式來清洗，比較三者去除附著在蔬果表面農藥的效果，看看是否會有差異。

試驗結果發現，浸泡當然是最沒有辦法把農藥自蔬果表面去除的方式，但是通入臭氧與通入空氣兩種方式，效果雖好，經比較後並未發現兩者有明顯的差別。這是因為以打氣去除蔬果表面附著農藥的方法，主要是利用氣泡帶動水流，再藉由水的流動對蔬果上附著的農藥進行沖滌，而不是因為臭氧發揮特殊的化學作用去分解農藥。

因此，去除蔬果表面附著的農藥，還是以流動的清水沖洗是最有效的方式。

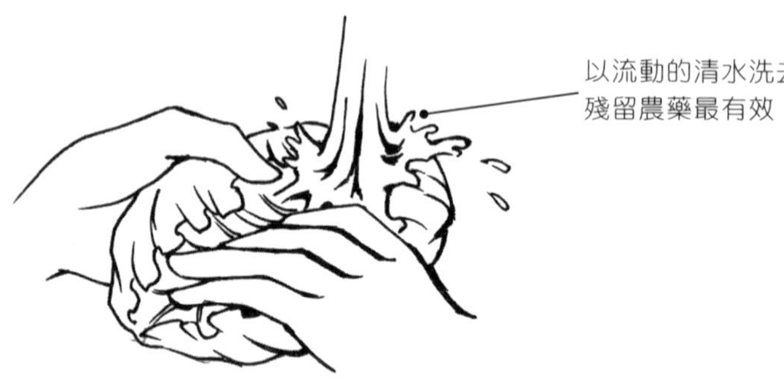

Point ▶ 要去除蔬果農藥殘留，用流動的清水清洗農作物，是最有效且簡單的方式，而且經濟又實惠。

Q25 看見電視節目中有人採摘田裡的有機蔬菜直接生吃，有機蔬菜可以不用洗就吃嗎？

A 雖然有機農產品的生產未採用人工合成的化學肥料與農藥，但卻可能會使用以天然物質製作的藥劑來保護農作物，如苦楝油、礦物油等，也是農藥的一種，雖然無毒，但仍有可能會少量留存在農作物上。即使我們認為對健康危害性很低，但還是要適度清洗。

其次，有機農業常應用天敵昆蟲去防治害蟲，這些天敵或者牠們的幼蟲也可能會躲藏在農作物裡呀！

再加上土壤是微生物非常多的環境，在澆水過程中，微生物難免會飛濺到農作物上面，也是一種汙染。

因此，即使完全沒有使用人工合成農藥與化肥的有機農產品，在食用前適度清洗及烹調還是比較好的，最好不要直接生吃。

Q 26 蔬果買回來放置一陣子再食用，農藥殘留會減少嗎？

A 我們都知道用水清洗可以快速將農藥自蔬果上去除，但如果買回來後放置一陣子，的確也可以減少農藥的殘留。

原因是由於殘存在蔬果內部的農藥，除了本身會自然分解、消散外，也會受蔬果的酵素系統作用而分解，且在蔬果外部的農藥會受氧化、光分解及蒸散的作用而消失。

只是不同的藥劑殘留時間長短不一，農產品耐放程度也不同，因此若採用貯放的方法，要注意應以不影響蔬果的品質及風味為前提，而不是為了讓農藥降解而進行長時間的貯放。

本書第二部也針對部分較耐貯放的蔬果，提出以貯放的方式，減少農藥殘留的建議。

Q27 萬一無法確定自己買到的農產品農藥殘留是合乎標準的，該怎麼辦？

A 雖然本書所提出的清洗建議是針對在合法用藥下、合法殘留的農藥清除方式，但是一般消費者在市場購買的農產品，除了有機農產品或是貼有CAS及產銷履歷標章的農產品外，大部分均無法得知所購買的農產品有無農藥殘留檢驗合格，或是實際農藥殘留的情形。

有鑑於此，書中將針對各類型蔬果，提出接觸型藥劑及系統型藥劑較常會有殘留的部位與清除步驟，如此一來，即使我們在市場上買到了農藥殘留超過法定容許標準的農產品，但經過有效的處理後，也能將農藥殘留的風險降至最低。

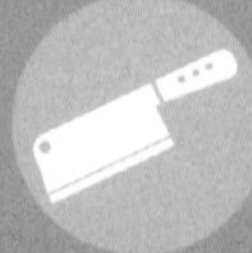

Part 2

如何去除
農產品上的農藥殘留

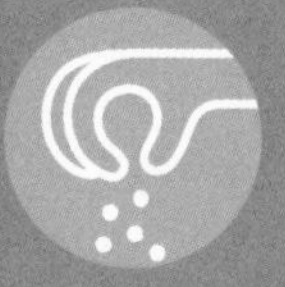
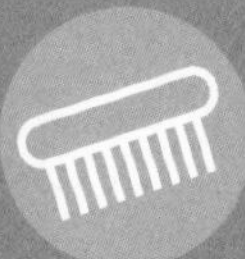
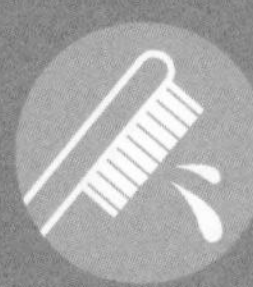
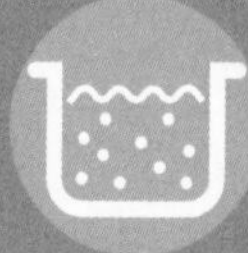

殘留與清除

殘留量試驗作物之分群，主要以取食部位特性進行分組，並選擇主要消費農產品、預期殘留量高、經濟價值高、栽培面積大或產量高之作物為該群組之代表作物，所以藉由殘留量試驗作物群組化的概念，以各群組中的代表作物為例，將合法推薦於代表作物上之病蟲害防治用藥，依照其應用方式的不同，概括區分為系統型及接觸型藥劑兩類。

由於系統型藥劑具有較佳的親水性，所以藉由作物吸收進入植物組織中，再移行至植物各部位，此移行過程具有分散的作用，因此系統型藥劑在植物體上比較不會有局部出現高殘留量的情形，且因為是在植物體內分布，較少受外在環境影響（因雨水淋洗流失及因陽光照射分解），而植物體內複雜的植物生理代謝功能也有不同的分解代謝途徑。

至於接觸型藥劑，則較不易在植株中移行，容易附著於植物表面或滲入植物表面臘質中，因此接觸型藥劑會分布在噴施部位，藥劑與作物接觸部位就會有較高的殘留量。雖然接觸型藥劑在外在環境中，直接面對雨水淋洗及光照分解，較易發生消散的情形；但若藥劑理化性質較穩定，則反而不易分解，易有殘留情形發生。

因此本文將依作物分群原則*，介紹該分群作物消費者取食作物的特性，再依植物保護資訊系統中推薦於該代表作物上之藥劑，區分其為系統型及接觸型，依照可能殘留部位建議合宜的清洗去除步驟，並將清洗方法延伸應用至同群作物上的清洗及去除*，以做為消費者在食用相關農產品前，清洗方法的參考與應用。

*此一分群係依行政院農業委員會公告「農藥田間試驗準則」之殘留量試驗作物群組所列；若有修訂，以農委會公告為準。

*內文介紹主旨是將清洗方法延伸應用至同群作物上，並非指延伸作物會有與代表作物相同之農藥殘留情形。

清洗蔬果基本方法

沖洗 清除接觸型農藥

沖洗是最基本的水洗法，要使用流動的水，才能利用水流帶走殘留藥劑。

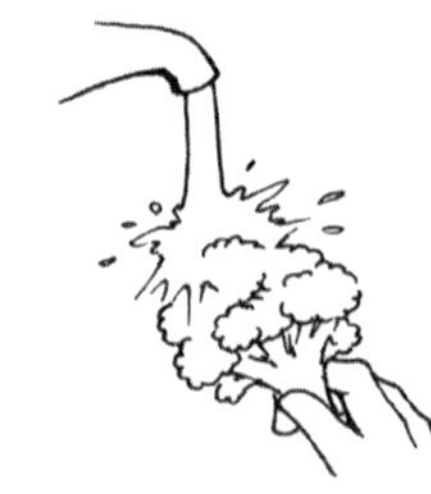

搓洗 清除接觸型農藥

除了以水流沖洗外，用手搓洗蔬果表面，可加強去除沾附的農藥殘留。

刷洗 清除接觸型農藥

表面凹凸不平或者表皮堅硬的蔬果，可以使用刷子輔助，清除效果

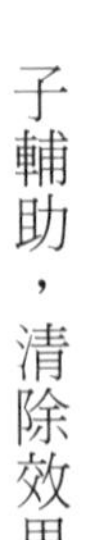

更好。刷子可用軟毛刷或舊的牙刷。

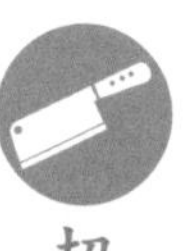

切除

清除接觸型農藥

根部、果蒂凹陷等部位，最好切除或挖除，以清除運送過程中的汙染。

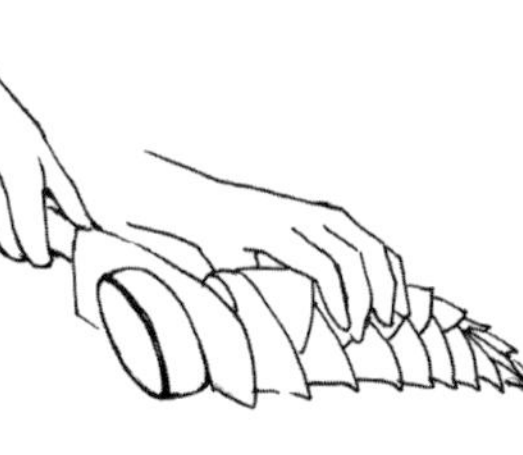

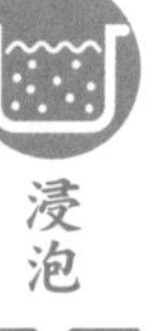

浸泡

清除系統型農藥

透過浸泡，能使水溶性的系統型農藥溶出，浸泡時要搭配換水，才能確實降低殘留。

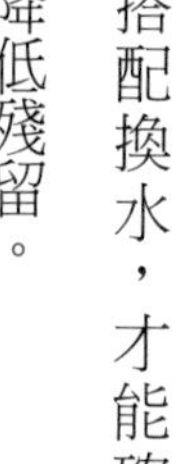

加熱

清除系統型農藥

以中小火加熱數分鐘，煮到水熱，不用燒滾，即可瀝乾備用。可使系統型農藥隨蒸氣消散。

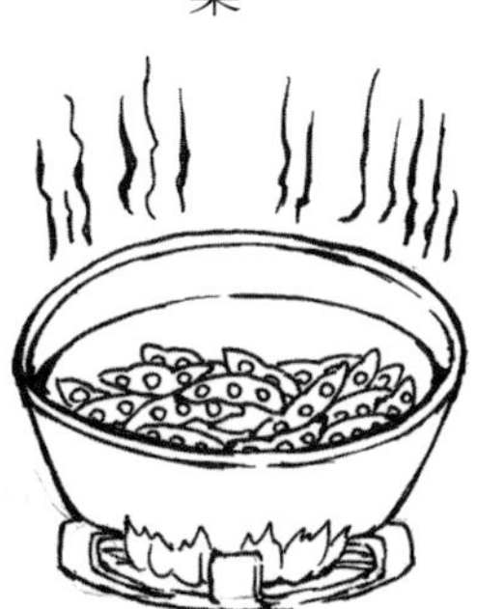

米類

稻米
及陸稻、水稻等作物

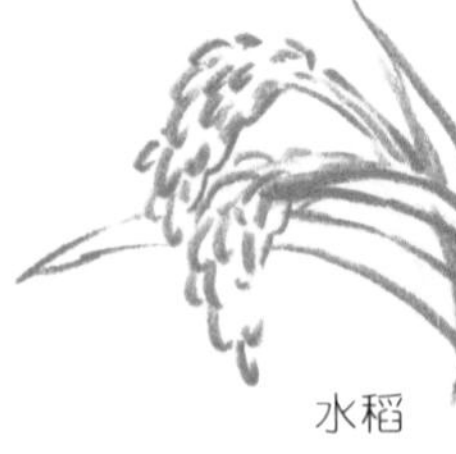
水稻

擔心指數
系統型 ♥♥♡
接觸型 ♥♡♡

認識作物

稻米是臺灣民眾的主食，但米並不是以鮮食方式食用。在臺灣，每年夏末冬初各有一期稻作成熟，將稻子收割後，必須把稻穀自稻穗上打下，接著進行乾燥，以避免稻米發芽。乾燥的方式可以是日晒或機器乾燥。

然後再將乾燥的稻穀送到碾米場去碾製。碾米過程如果只去稻穀的外殼，就是糙米；如果進一步去除胚芽，只留胚乳部分，則是精米。接著才是包裝販售。因此，米是要在經過層層碾製的過程後，才會到達消費者的手上。

而消費者買了米，回家後也不會生食，還要經過生米煮成熟飯的步驟。所以，消費者唯一能進行清洗的步驟，就是在煮飯前的洗米過程。雖然臺灣民眾米食消耗量逐年減少，但米依然是大多數人的主食，也是各類農產品中取食量最高的。就因為米的取食量大，即使農藥殘留極微量，也值得消費者重視。

這樣洗才乾淨

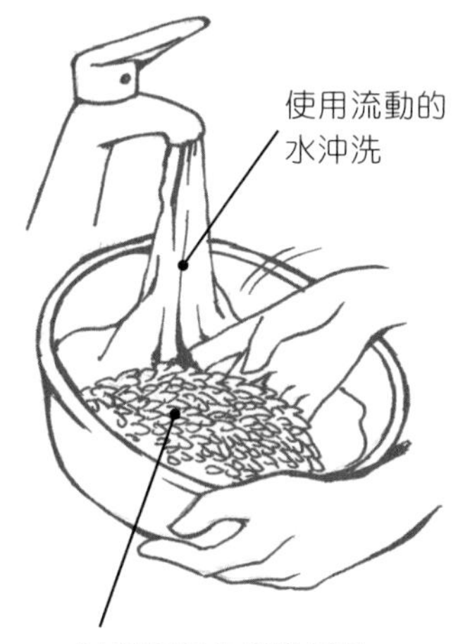

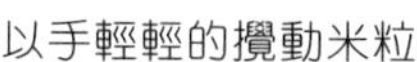

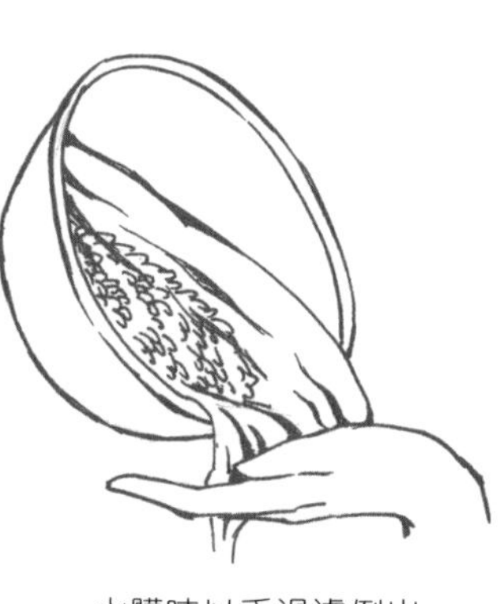

以手輕輕的攪動米粒

水髒時以手過濾倒出

沖洗

首先將米放在鍋或盆內，以流動的水沖洗米粒，同時間以手輕輕的攪動米粒，使其充分接觸到水流，而在水快溢出盆子時，就將盆內的水倒掉；再將盆子放在水龍頭下，以流動的水繼續清洗，重複兩三次。

浸泡

洗過幾次後，讓米浸泡在水中三至五分鐘，然後將浸泡的水倒掉，再重複以流動的水沖洗數次，接著濾乾水分，即完成清洗。

加熱

加入適量的水，放入電鍋中炊煮。米飯經過高溫烹煮後，農藥殘留在烹煮過程中，可以隨著蒸氣加速消散。

農藥如何殘留

系統型藥劑

殘留在米中的藥劑以系統型藥劑為主，而稻米中可食的部分，佔全部植株的比例不高，因為系統型藥劑吸收後會分散於植株各部位，真正殘留於米粒中的濃度不會太高，再加上系統型藥劑大部分均易溶於水，煮飯前進行適當的洗濯，不但可去除藥劑殘留，在碾米過程中混入的灰塵或是雜質，也可以利用洗米的過程去除。另外，經由烹煮的過程，即使清洗後還存留少量農藥，也將分解消失殆盡。

●接觸型藥劑

使用於稻作的接觸型殺蟲劑或殺菌劑，在施用時大部分針對地面上的部分噴施；除草劑則因針對的是雜草，較少直接對農作物噴施。就水稻而言，地上部分的作物在接觸型農藥直接噴灑於表面後，大部分會經由雨水沖洗掉或被陽光分解，即使有少量殘留，在碾去外殼時也大部分被去除了，因此米中較少有接觸型藥劑殘留的問題發生。

合法使用農藥種類

稻米的作物群組為米類，植物保護資訊系統所推薦合法使用農藥主成分如下：

米

1. **殺蟲劑及殺蟎劑**：芬殺松（Fenthion）、治滅蝨（Metolcarb）、加保利（Carbaryl）、加保扶（Carbofuran）、丁基加保扶（Carbosulfan）、繁米松（Vamidothion）、免敵克（Bendiocarb）、免扶克（Benfuracarb）、益達胺（Imidacloprid）、布芬大利松（Buprofezin+Diazinon）、布芬第滅寧（Buprofezin+Deltamethrin）、布芬治蝨（Buprofezin+Metolcarb）、布芬淨（Buprofezin）、護賽寧（Flucythrinate）、氟尼胺（Flonicamid）、達特南（Dinotefuran）、可尼丁（Clothianidin）、賽速安（Thiamethoxam）、矽護芬（Silafluofen）、布得芬諾（Buprofezin+Tebufenozide）、派滅淨（Pymetrozine）、依芬寧（Ethofenprox）、布芬滅蝨（Buprofezin+Isoprocarb）、蝨必殺（CPMC）、必克蝨（Bufencarb）、滅必蝨（Isoprocarb）、納乃得（Methomyl）、丁基滅必蝨（Fenobucarb）、滅爾蝨（Xylylcarb）、安丹（Propoxur）、治滅寧（Metolcarb+Tetramethrin）、馬拉松（Malathion）、大利松（Diazinon）、百滅寧（Permethrin）、芬化利（Fenvalerate）、酚丁滅蝨（Phenothrin+Fenobucarb）、滅克蝨（XMC）、益丁滅蝨（Phosmet+Fenobucarb）、繁米蝨（Vamidothion+Isoprocarb+Fenobucarb）、雙滅必蝨（sec-BPMC+tert-BPMC）、賽達松（Phenthoate）、培丹（Cartap hydrochloride）、貝他賽扶寧（Beta-cyfluthrin）、第滅寧（Deltamethrin）、撲滅松（Fenitrothion）、益滅松（Phosmet）、賽速安勃（Thiamethoxam+Chlorantraniliprole）、亞素靈（Monocrotophos）、撲殺培丹（Probenazole+Cartap hydrochloride）、加福松（Isoxathion）、拜裕松（Quinalphos）、滅蝨丹（Cartap hydrochloride+Isoprocarb）、撲馬松（Fenitrothion+Malathion）、剋安勃（Chlorantraniliprole）、賽速洛寧（Thiamethoxam+lambda-Cyhalothrin）、賽洛寧（lambda-Cyhalothrin）、益滅賽寧（Phosmet+Cypermethrin）、益滅蝨（Phosmet+Isoprocarb）、益保扶（Phosmet+Carbofuran）、芬普尼（Fipronil）、速殺氟（Sulfoxaflor）
2. **殺菌劑**：得克利（Tebuconazole）、免賴得（Benomyl）、免賴地（Benomyl+Thiram）、多得淨（Thiophanate+Thiram）、佈生（TCMTB）、撲克拉（Prochloraz）、腐絕（Thiabendazole）、賽座滅（Cyazofamid）、右滅達（Metalaxyl-M）、滅達樂（Metalaxyl）、本達樂（Benalaxyl）、殺紋滅達樂（Hymexazol+Metalaxyl）、殺紋寧（Hymexazol）、依得利（Etridiazole）、枯草桿菌（*Bacillus subtilis* strain WG6-14）、披扶座（Pefurazoate）、加普胺（Carpropamid）、亞賜圃（Isoprothiolane）、三賽唑（Tricyclazole）、撲殺熱（Probenazole）、甲基多保淨（Thiophanatemethyl）、芬諾尼（Fenoxanil）、克枯三賽唑（Tecloftalam+Tricyclazole）、嘉賜克爛（Tecloftalam+Kasugamycin）、克熱賜圃（Iminoctadine triacetate+ Isoprothiolane）、嘉賜三賽唑（Kasugamycin+Tricyclazole）、富米熱斯（Ferimzone+Phthalide）、保米熱斯（Blasticidin-S+Phthalide）、護粒三賽唑（Edifenphos+Tricyclazole）、撲殺培丹（Probenazole+Cartap hydrochloride）、喜樂克拉（Prochloraz+Iprobenfos）、百快隆（Pyroquilon）、保米黴素（Blasticidin-S）、保米賜圃（Blasticidin-S+Isoprothiolan）、嘉賜黴素（Kasugamycin）、護粒丹（Edifenphos+Phthalid）、護粒松（Edifenphos）、嘉賜熱（Kasugamycin+ Phthalide）、嘉賜貝芬（Kasugamycin+Carbendazim）、熱必斯（Phthalide）、丙基喜樂松（Iprobenfos）、鋅錳乃浦（Mancozeb）、克熱淨（Iminoctadine triacetate）、撲殺賜圃（Probenazole+Isoprothiolane）、亞汰尼（Isotianil）、賽氟滅（Thifluzamide）、依普座（Epoxiconazole）、菲克利（Hexaconazole）、四克利（Tetraconazole）、賓得克利（Pencycuron+Tebuconazole）、福拉

比（Furametpyr）、福多寧（Flutolanil）、達滅淨（Diclomezine）、待克利（Difenoconazole）、賓克隆（Pencycuron）、維利黴素（Validamycin）、貝芬同（Carbendazim+Iprodione）、貝芬普寧（Carbendazim+Mepronil）、滅普寧（Mepronil）、保粒黴素（Polyoxins）、三氟敏（Trifloxystrobin）、維利熱必斯（Validamycin+Phthalide）、嘉賜蒙（Kasugamycin+MAC）、普克利（Propiconazole）、錳乃浦（Maneb）、克枯三賽唑（Tecloftalam+Tricyclazole）、鏈四環黴素（Streptomycin+Tetracycline）、克枯爛（Tecloftalam）、安美速（Amisulbrom）、嘉賜圃（Kasugamycin+Isoprothiolane）、撲殺賜圃（Probenazole+Isoprothiolane）、賽氟菲克利（Thifluzamide+Hexaconazole）、枯草桿菌Y1336（*Bacillus subtilis* Y1336）、依普氟殺（Fluxapyroxad+Epoxiconazole）、平氟芬（Penflufen）、保粒黴素丁（Polyoxorim）

3. **除草劑：**巴拉刈（Paraquat）、嘉磷塞異丙胺鹽（Glyphosate-isopropylam-monium）、稻得免速隆（Bensulfuron-methyl+Molinate）、甲基合氯氟（Haloxyfop-Methyl）、除草靈（Propanil）、丁基拉草（Butachlor）、本達隆（Bentazon）、甲氧基護谷（Chlomethoxynil）、樂滅草（Oxadiazon）、開抑草（Methoxyphenone+Bensulide）、環磺隆（Cyclosulfamuron）、滅芬草（Mefenacet）、百速隆（Pyrazosulfuron-ethyl）、亞速隆（Ethoxysulfuron）、丁拉百速隆（Butachlor+Pyrazosulfuronethyl）、快克草（Quinclorac）、丁拉依速隆（Butachlor+Imazosulfuron）、西速隆（Cinosulfuron）、滅芬免速隆（Mefenacet+Bensulfuron-methyl）、殺丹免速隆（Benthiocarb+Bensulfuron-methyl）、依速隆（Imazosul-furon）、汰硫草（Dithiopyr）、汰硫免速隆（Dithiopyr+Bensulfuron-methyl）、免速普拉草（Bensulfuron-methyl+Pretilachlor）、免速克草（Bensulfuron-methyl+Quinclorac）、普拉草（Pretilachlor）、三地芬速隆（Bensulfuron-methyl+Tridiphane）、丁拉免速隆（Butachlor+Bensulfuron-methyl）、免速隆（Bensulfuron-methyl）、普拉萘普（Pretilachlor+Naproanilide）、開抑草（Methoxyphenone+Bensulide）、必芬諾（Bifenox）、汰草龍（Dymron）、施得圃（Pendimethalin）、丁拉汰草（Butachlor+Daimuron）、丁拉復祿芬（Butachlor+Oxyfluorfen）、三覆爾（Trifluralin+MCPA）、殺克丹（Benthiocarb+Fluothiuron）、殺丹（Benthiocarb）、滅達殺（Bentazone+Benthiocarb）、殺萘丹（Benthiocarb+Naproanilide）、稻得壯（Molinate）、丁拉氯比（Butachlor+Trichlopyr）、丁拉殺丹（Butachlor+Oxadiazon）、溴芬諾（Bromobutode+Bifenox）、丁拉萘普（Butachlor+Naproanilide）、脫禾草（Phenothiol）、莫克草（ACN）、必芬普拉草（Bifenox+Pretilachlor）、丁拉普芬草（Butachlor+Pyrazoxyfen）、丁拉芬諾（Bifenox+Butachlor）、平速爛（Penoxsulam）、本達快克草（Bentazon+Quinclorac）、加撲草（Kayaethyl）、丁拉甲護谷（Butachlor+Chlomethoxynil）、丁基賽伏草（Cyhalofop-butyl）、得速爛（Asulam+Dalapon）、三氯比（Triclopyr）、丁拉樂滅草（Butachlor+Oxadiazon）、樂滅壯（Oxiadazon+Molinate）
4. **其他藥劑：**芬滅松（Fenamiphos）、毆殺滅（Oxamyl）、穫萎得（Dimethipin）、移植生長素（NAA）、得拉生長素（KENBYO）、依納素（Inabenfide）

麥糧類

燕麥、小米、薏仁

及高粱、玉米粒、小麥、燕麥、大麥、藜麥、黑麥、蕎麥等五穀麥糧

高粱

擔心指數

系統型 ♥♥♥

接觸型 ♥♥♥

認識作物

近年來西式飲食逐漸風行後，國人對麵食的食用漸漸增加，且在均衡營養的觀念下，也著重健康高纖、多樣攝取穀類的概念，所以五穀類在國人的食用量上逐年增加，例如年輕族群喜歡以小麥為原料的麵粉類食物，注重養生的民眾習慣食用燕麥、薏仁等。而且，這些雜糧作物大量被用於製酒或是飲料的原料。因此，如同稻米一樣，在做為主食的情形下，即使很微量的農藥殘留，也因為食用量大，而值得我

們重視。

五穀類在販賣時大多經過去殼、乾燥等處理，才能成為商品，如果在市面上購買五穀米，或單買小米、燕麥、藜麥等雜糧穀類，消費者在烹煮前只要確實清洗就不用擔心藥劑殘留。不過，這類型農作物被食用部位雖然一樣，食用方式卻有很大差別，例如小麥，一般民眾可能直接購買麵包、餅乾等食品，或是已經磨製好的麵粉來烘焙糕點，鮮少有人直接買未加工的小麥來當食物食用。此時，就無法直接清洗小麥，麵粉中的農藥殘留就只能交由政府單位抽檢及由廠商的自主檢驗來把關了。

這樣洗才乾淨

沖洗

首先將要食用的五穀米放在鍋或盆內，以流動的水沖洗穀粒，同時間以手輕輕的攪動，使其充分接觸到水流，水快溢出盆子時，小心將盆內的水倒出；再將盆子放在水龍頭下，以流動的水繼續清洗，重複兩三次。

浸泡

接著五穀米浸泡在水中三至五分鐘，然後將浸泡的水倒掉，重複以流動的水沖洗數次，濾乾水分，即完成清洗。一般煮五穀米，炊煮前可以多浸泡一下，口感會更好。

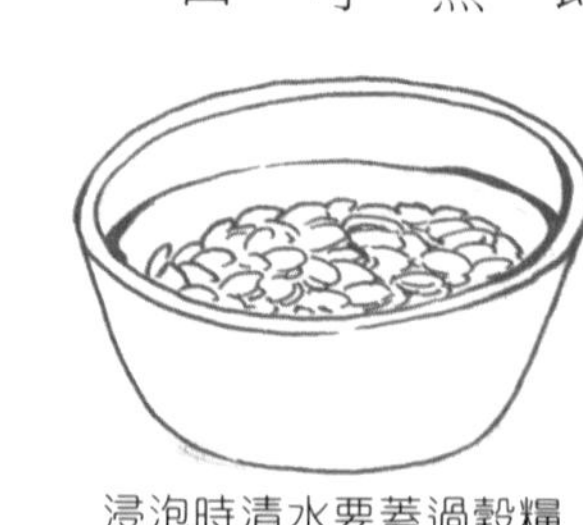

浸泡時清水要蓋過穀糧

加熱

最後加入適量的水去炊煮，當經過高溫炊煮後，就能使殘留的藥劑消散。

農藥如何殘留

● 系統型藥劑

以類似米飯方式食用的麥糧類，通常消費者在市場上購買到的產品，大多數都已經過乾燥或去殼等處理，因此以系統型藥劑為主要可能殘留的農藥類型。而系統型的藥劑大部分易溶於水，食用前只要加以洗濯，不但可以清除農藥殘留，在乾燥或去殼時產生的雜質也可以一併去除。經此過程後，再炊煮調理，就不用擔心農藥殘留。

- **接觸型藥劑**

在接觸型藥劑方面，由於販賣前已經進行去殼或乾燥等處理，幾乎不會有農藥殘留在農作物表面，且在經過清洗後更不用擔心。

合法使用農藥種類

五穀米的作物群組為麥糧類，植物保護資訊系統中所推薦合法使用農藥主成分如下：

高粱

1. **殺蟲劑及殺蟎劑**：毆殺松（Acephate）、納乃得（Methomyl）、賽速安（Thiamethoxam）、第滅寧（Deltamethri）、氟芬隆（Flufenoxuron）、諾伐隆（Novaluron）、賜諾特（Spinetoram）、加保利（Carbaryl）、滅芬諾（Methoxyfenozide）、剋安勃（Chlorantraniliprole）、護賽寧（Flucythrinate）、依芬寧（Etofenprox）、硫敵克（Thiodicarb）、陶斯松（Chlorpyrifos）、蘇力菌（*Bacillus thuringiensis*）、鮎澤蘇力菌 NB-200（*Bacillus thuringiensis* subsp.aizawai strain NB-200）
2. **殺菌劑**：依滅列（Imazalil）、依普同（Iprodione）、普克利（Propiconazole）
3. **除草劑**：無
4. **其他藥劑**：斜紋夜蛾費洛蒙（Sex pheromones of *Spondoptera litura*）、甜菜夜蛾性費洛蒙（Sex pheromones of *Spodoptera exigua*）

小麥

1. **殺蟲劑及殺蟎劑**：依芬寧、諾伐隆、滅芬諾、賜諾特、納乃得
2. **殺菌劑**：三得芬（Tridemorph）、芬普福（Fenpropimorph）、普克利
3. **除草劑**：無
4. **其他藥劑**：斜紋夜蛾費洛蒙、甜菜夜蛾性費洛蒙

乾豆類

花生、黃豆

及紅豆、綠豆、花豆、蓮子、樹豆、蠶豆、葵花子、芝麻等乾豆類

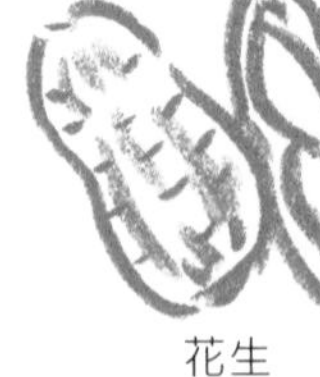
花生

擔心指數
系統型 ♥♥♥
接觸型 ♥♥♥

認識作物

乾豆類作物群組是在農作物裡蛋白質及脂肪含量較多的作物分群，在亞群中劃分為豆科及非豆科兩類，做為延伸作物的依據。

由於豆科植物種類繁多，植物生長樣態多，從草本、木本、爬藤、甚至巨大樹木都有。其應用更是多樣化，可做為主要糧食、零食或製成糕餅、餡料、甜點；還有豆漿、豆腐、豆花、豆干等加工食品，是素食者最重要的蛋白質來源；大豆、花生等乾

豆類是植物性油脂的原料；甚至被當作綠肥，改善土壤性質，增加土壤肥力等等。而在如此多樣的農作物及大量被應用的情況下，此一作物群組的「成員」，其實深入到國人生活中每一個部分，也因此在平均攝取量上相當可觀。

如果乾豆類被當作加工食品及生產油脂的原料，其中農藥殘留須由政府單位以抽檢方式及廠商的自主檢驗來把關。

消費者自市場上直接買到農作物形態，自行烹調食用的部分，如自製豆漿的黃豆、煮菜做零食的花生，以及黑豆、紅豆、綠豆、花豆、樹豆及蓮子等，烹煮前可以進行處理及清洗以降低風險。

這些農產品中，大部分都是已經去除豆莢，如黃豆、綠豆、紅豆及花豆等；而原本有外殼保護的蓮子，由於已經是乾燥狀態，販賣、食用方式都與鮮食的豆類不同，因此將之歸類於此群組，並以乾豆類烹煮前的清洗方式為主。

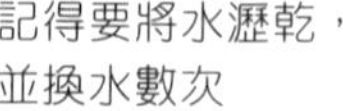

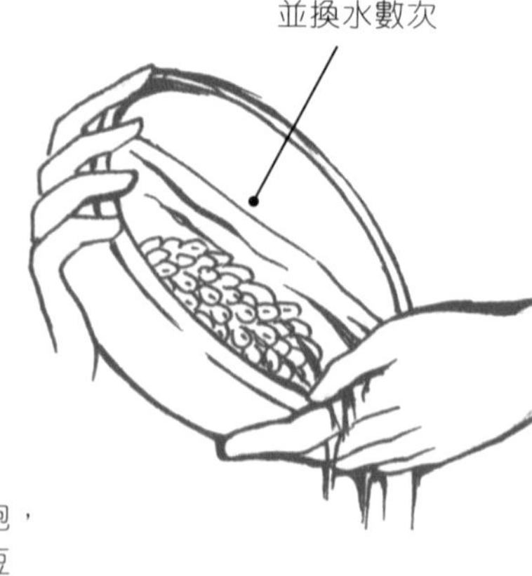

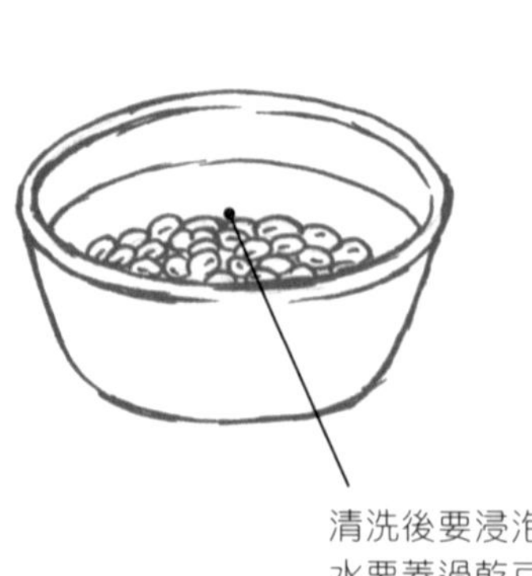

這樣洗才乾淨

沖洗

首先是要洗去表面的灰塵，將乾豆放入盆中，注入流動的水，同時用手去攪動洗滌，一邊洗一邊倒出髒水，重複數次後，水會變乾淨，就可以開始浸泡一段較長的時間。

浸泡

放入蓋過乾豆的清水，開始浸泡，過程中最好換水數次，更能將溶離於水的農藥清除。由於乾豆類農產品經過乾燥後，有的會有較硬的外表皮，清洗時要加強浸泡動作。不過，很多消費者利用大豆或黑豆製作豆漿，或是烹煮紅豆、綠豆、蓮子等做為甜點，浸泡清水的時間長短，對後續煮食的風味或口感有影響時，可視情況斟酌調整。

農藥如何殘留

● 系統型藥劑

由於經過去殼、乾燥等處理過程，加上乾豆類農產品通常體積小、表面光滑，並不容易自其他來源沾染上接觸型藥劑，因此乾豆類農產品以系統型藥劑為主要可能殘留的農藥種類。而系統型藥劑具有易溶於水的特性，在食用乾豆類農產品前，利用清洗沖滌、多次換水浸泡，可有效去除農藥殘留。

● 接觸型藥劑

乾豆類作物不管大豆、紅豆或綠豆……，消費者主要食用果實裡面種子的部分，而在田間生長的狀況下，這部分是被植物外部的果實所嚴密包圍住。例如豆類生長時，外面都有一層豆莢包著，即使如蓮子或葵花子等非豆科乾豆類作物，也都有蓮蓬等果實保護。

接觸型藥劑發生殘留的主要部分是在作物表面，所以即使有施用接觸型藥劑，也不會直接沾染到裡面的種子。但像花生或葵花子仍有許多在市場上帶殼販售，事實上花生是在地底下成長，而葵花子則深藏在向日葵花裡，接觸型藥劑在這些作物殘留的情形並不會太嚴重。

合法使用農藥種類

乾豆類作物群組在植物保護資訊系統中所推薦合法使用農藥主成分如下：

花生

1. **殺蟲劑及殺蟎劑**：丁基加保扶（Carbosulfan）、加保扶（Carbofuran）、毆蟎多（Propargite）、硫滅松（Thiometon）、硫敵芬化利（Thiodicarb+Fenvalerate）、加保利（Carbaryl）、賜諾特（Spinetoram）、滅芬諾（Methoxyfenozide）、因得克（Indoxacarb）、陶斯松（Chlorpyrifos）、六伏隆（Hexaflumuron）、得芬諾（Tebufenozide）、畢芬寧（Bifenthrin）、可芬諾（Chromafenozide）、賜派滅（Spirotetramat）、賽洛寧（lambda-Cyhalothrin）、亞滅培（Acetamiprid）、佈飛松（Profenofos）、納乃得（Methomyl）、鮎澤蘇力菌 NB-200（*Bacillus thuringiensis* subsp.aizawai strain NB-200）、硫敵克（Thiodicarb）、芬化利（Fenvalerate）、佈飛百滅寧（Profenofos+Permethrin）、剋安勃（Chlorantraniliprole）、第滅寧（Deltamethrin）、賽滅淨（Cyromazine）、福瑞松（Phorate）、克凡派（Chlorfenapyr）、賽滅寧（Cypermethrin）、賽速安（Thiamethoxam）、可尼丁（Clothianidin）、覆滅蟎（Formetanate）、速殺氟（Sulfoxaflor）

2. **殺菌劑**：大克爛（Dicloran）、腐絕（Thiabendazole）、依普同（Iprodione）、鋅錳乃浦（Mancozeb）、貝芬菲克利（Carbendazim+Hexaconazole）、四氯福多寧（Flutolanil+Chlorothalonil）、四氯異苯腈（Chlorothalonil）、錳乃浦（Maneb）、三氟得克利（Trifloxystrobin+Tebuconazole）、滅特座（Metconazole）、亞托敏（Azoxystrobin）、環克座（Cyproconazole）、得克利（Tebuconazole）、菲克利（Hexaconazole）、比多農（Bitertanol）、依得利（Etridiazole）、鹼性氯氧化銅（Copper oxychloride）、松香酯銅（CITCOP）、百克敏（Pyraclostrobin）、礦物油（Petroleum oils）、碳酸氫鉀（Potassium hydrogen carbonate）、枯草桿菌 Y1336（*Bacillus subtilis* Y1336）、福多寧（Flutolanil）、撲滅寧（Procymidone）、氟殺克敏（Fluxapyroxad+Pyraclostrobin）、三得芬（Tridemorph）、四氯托敏（Azoxystrobin+Chlorothalonil）、嘉保信（Oxycarboxin）、氟克殺（Fluxapyroxad）、液化澱粉芽孢桿菌 YCMA1（*Bacillus amyloliquefaciens* YCMA1）、白克列（Boscalid）、三元硫酸銅（Tribasic copper sulfate）、維利黴素（Validamycin A）
3. **除草劑**：得殺草（Tepraloxydim）、汰草滅（Dimethenamid）、左旋莫多草（S-Metolachlor）、本達亞喜芬（Bentazone+Acifluorfen）、西殺草（Sethoxydim）、剋草同（Clethodim）、環殺草（Cycloxydim）、亞喜芬（Acifluorfen-sodium）、撲多草（Metobromuron+Metolachlor）、三福林（Trifluralin）、快伏草（Quizalofop-p-ethyl）、必汰草（Pyridate）、拉草（Alachlor）、比達寧（Butralin）、大芬滅（Diphenamid）、施得圃（Pendimethalin）、莫多草（Metolachlor）、伏寄普（Fluazifop-P-butyl）、樂滅草（Oxadiazon）、倍尼芬（Benfluralin)
4. **其他藥劑**：巴克素（Paclobutrazol）、芬滅松（Fenamiphos）、毆殺滅（Oxamyl）

黃豆

1. **殺蟲劑及殺蟎劑**：畢芬寧、加保扶、加保利、賜派滅、賽洛寧、亞滅培、佈飛松、賜諾殺、鮎澤蘇力菌 NB-200、硫敵克、芬化利、佈飛百滅寧、剋安勃、第滅寧、克凡派、賽滅寧、賽速安、覆滅蟎、速殺氟、賽滅淨、福瑞松、托福松（Terbufos）、克福隆（Chlorfluazuron）、納乃得、撲滅松（Fenitrothion）、撲馬松（Fenitrothion+Malathion）、得芬諾、賜諾特、滅芬諾、因滅汀（Emamectin benzoate）、可芬諾（Chromafenozide）、美氟綜（Metaflumizone）、達特南（Dinotefuran）、可尼丁、益達胺（Imidacloprid）、貝他－賽扶寧（beta-Cyfluthrin）、畢達本（Pyridaben）、密滅汀（Milbemectin）、芬普蟎（Fenpyroximate）
2. **殺菌劑**：鋅錳乃浦、錳乃浦、嘉保信、依得利、鹼性氯氧化銅、松香酯銅、四氯異苯腈、百克敏、礦物油、碳酸氫鉀、枯草桿菌 Y1336、福多寧、亞托敏、撲滅寧、菲克利、氟殺克敏、三得芬、三氟得克利、四氯托敏、氟克殺、液化澱粉芽孢桿菌 YCMA1、白克列、三元硫酸銅、維利黴素、賽福寧（Triforine）、三泰芬（Triadimefon）、白列克敏（Pyraclostrobin+Boscalid）、滅達樂（Metalaxyl）
3. **除草劑**：西殺草、撲多草、快伏草、亞喜芬、可滅蹤（Clomazone）、芬殺草（Fenoxaprop-ethyl）、甲基合氯氟（Haloxyfopmethyl）、必芬諾（Bifenox）、佈殺丹（Benthiocarb+Prometryne）、撻乃安（Dinitramine）、拉草、復祿芬（Oxyfluorfen）、理有龍（Linuron）、施得圃、伏寄普（Fluazifop-p-butyl）、樂滅草、莫多草、比達寧、本達亞喜芬（Bentazon+Acifluorfen (sodium salt)）
4. **其他藥劑**：斜紋夜蛾費洛蒙（Sex pheromones of *Spondoptera litura*）

麥糧類

新鮮玉米

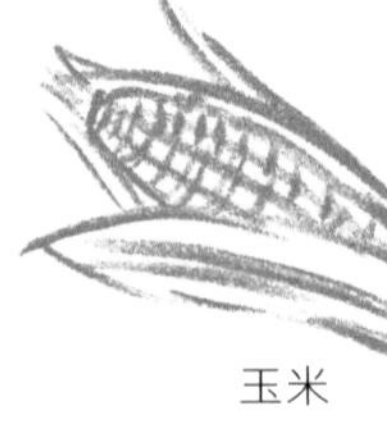
玉米

擔心指數
系統型 ♥♥♥
接觸型 ♥♥♥

認識作物

玉米是世界性的農產品，在國際上通常做為飼料或加工成為澱粉，以提供食品或是其他工業用原料為主要用途。

在臺灣，玉米與花生這類麥糧作物，除以製粉、五穀雜糧或乾豆的方式食用外，大部分是以新鮮農產品在市場販售，我們也多以鮮食為主。因此，所栽培玉米品種多為適合水煮或燒烤的甜玉米，或是超甜玉米，甚至可以生食的水果玉米。

鮮食玉米應該是消費者最常提出

農藥殘留疑慮的農產品之一。坊間很多說法指出玉米的農藥殘留量較多，農民在玉米上會施用較多的農藥，施用方式是直接澆灌在玉米裡等等，大大增加了消費者食用新鮮玉米的擔憂。但事實上，農政及衛生相關單位在對玉米進行抽檢後，並未發現玉米的農藥殘留項目或是殘留量有比其他農作物多的情形。

此外，一般玉米生長後會有多個果穗，但通常僅留下一至兩根，其他則須摘除，而這些小果穗摘下後，去除外葉及玉米鬚，可供食用，即俗稱的玉米筍；亦有專供生產玉米筍的育種，以多穗多產為主。

臺灣很多民眾都是買新鮮玉米回家處理烹調，而如果是像這樣直接消費農產品，在食用前的清洗工作，相對就要更加費心及仔細。

這樣洗才乾淨

乾刷

從市場買回外面包葉仍在的玉米時，先不要用水洗，而是將外面的灰塵拍除，並最好用刷子刷掉上面的粉塵。

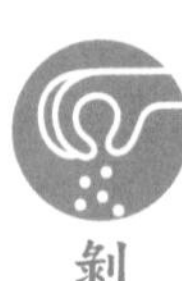

剝除

接著將外面的包葉剝去數層丟棄，在進一步處理之前，記得先把剛才接觸過玉米外層包葉的雙手洗乾淨。

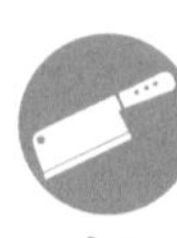

切除

無論是要做水煮玉米，或者切塊煮，都要將底下突出的軸部切除。

刷洗

要切塊食用的話，就將較內層包葉完全剝除，把玉米放到水龍頭下面，一邊以小水流沖洗，一邊用軟毛刷仔細刷洗玉米粒間隙，最後才切塊。如果連包葉一起做水煮玉米，則把葉子剝至剩下最後一層，置於水龍頭下反覆沖洗數次；或將包葉先翻開刷洗隙縫，再覆上包葉。

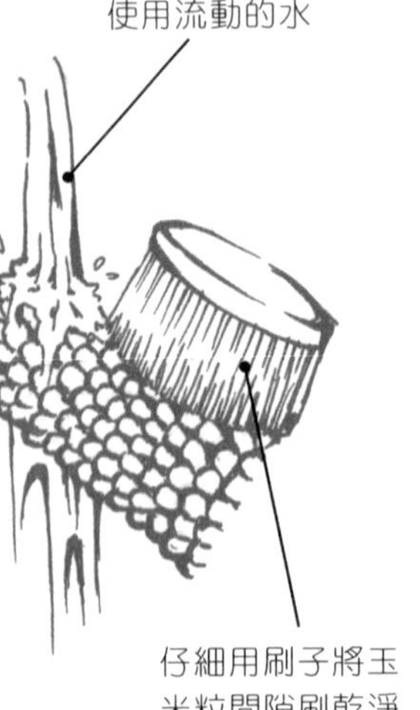

加熱

玉米經由烹煮的過程，也能使藥劑殘留消散。

而細嫩的玉米筍，可用加熱方式處理，以清水沖洗，用軟毛刷輕刷表面，放入鍋中加水，微火加熱數分鐘後，不必等到水滾，即可取出瀝乾，這樣就能清除農藥殘留了。

農藥如何殘留

● 系統型藥劑

系統型藥劑會由根部吸收後轉移至玉米全株，雖然具有分散的效果，但因為植株在玉米成長期會將能源運送至玉米穗，以供其成長及充實，藥劑自然較容易往玉米穗的部分集中。而由於玉米穗還包括穗軸及玉米粒，系統型藥劑在穗中的殘留也會分散在穗軸及玉米粒上，還好我們取食的玉米粒只佔整株玉米一小部分。

進入玉米粒的部分系統型藥劑，很難以清洗的方式去除，但可以利用烹煮方式促進其消散。因此，除非確認所購買的玉米為有機方式栽培，不然不建議生食。

● **接觸型藥劑**

接觸型藥劑很容易積累在外面的包葉與玉米穗長出的位置，必須特別注意清洗。尤其玉米在未剝除包葉就烹煮的情形下，更需要在食用前仔細清洗。

合法使用農藥種類

新鮮玉米的作物群組為麥糧類，植物保護資訊系統中所推薦合法使用農藥主成分如下：

玉米

1. **殺蟲劑及殺蟎劑**：諾伐隆（Novaluron）、蘇力菌（*Bacillus thuringiensis*）、芬普尼（Fipronil）、依芬寧（Ethofenprox）、加保利（Carbaryl）、陶斯松（Chlorpyrifos）、加保扶（Carbofuran）、丁基加保扶（Carbosulfan）、納乃得（Methomyl）、賜諾特（Spinetoram）、護賽寧（Flucythrinate）、第滅寧（Deltamethrin）、撲滅松（Fenitrothion）、滅芬諾（Methoxyfenozide）、氟大滅（Flubendiamide）、剋安勃（Chlorantraniliprole）、硫敵克（Thiodicarb）、鮎澤蘇力菌 NB-200（*Bacillus thuringiensis* subsp.aizawai strain NB-200）
2. **殺菌劑**：滅達樂（Metalaxyl）、錳乃浦（Maneb）、滅普寧（Mepronil）、護汰芬（Flutriafol）、待普克利（Difenoconazole+Propiconazole）、普克利（Propiconazole）
3. **除草劑**：乙基克繁草（Carfentrazoneethyl）、必汰草脫淨（Pyridate+Atrazine）、莫多草淨（Atrazine+Metolachlor）、撲多草（Metobromuron+Metolachlor）、拔敵草（Butylate）、施圃草脫淨（Pendimethalin+Atrazine）、撲奪草（Metobromuron）
4. **其他藥劑**：甜菜夜蛾性費洛蒙、斜紋夜蛾費洛蒙

高麗菜、包心白

及結球萵苣、芥菜、球芽甘藍等十字花科包葉菜類

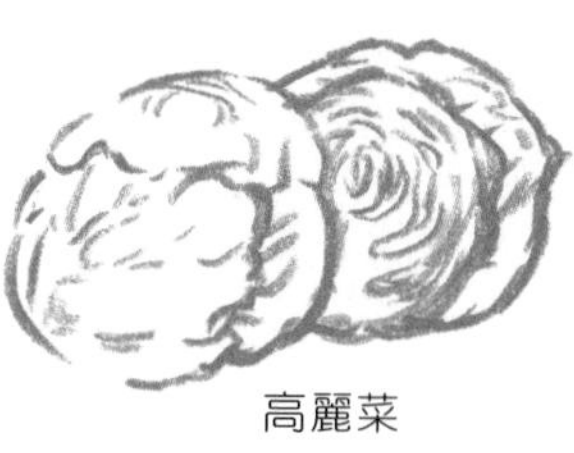

高麗菜

擔心指數

系統型 ♥♥♡

接觸型 ♥♡♡

認識作物

包葉菜類菜如其名，從外觀上看，葉片是一片包著一片。常有人問是外面葉子先長出來，還是裡面的呢？答案是由內向外生長。所以最先長出來的葉子在最外層，然後內側心葉再慢慢自內向外長，家中常吃的包心白菜、高麗菜等等，都是屬於包葉菜類。

由於包葉菜食用部分幾乎就是整個植株，而且全部都長在地面上，系統型藥劑被吸收後，並沒有辦法因分散到植物的不同部位，而減少被我們

吃下去的風險；再加上病、蟲害亦是侵襲葉子部分，所以也會施用接觸型農藥。雖然包葉菜層層包裹著，看起來很乾淨，但為了清除農藥殘留，食用前確實清洗仍是非常重要的工作。

這樣洗才乾淨

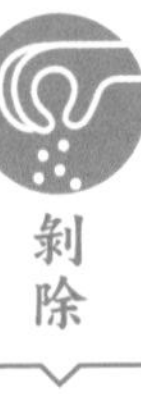

剝除

市場上販售的包葉菜類蔬菜，大部分已剝除最外層老葉，一般消費者烹煮前會再把外層較不好的葉片摘除，這樣是正確

包葉菜類蔬菜的葉子要一片片剝下來洗

最外層的葉片最好剝除丟棄

的做法。因為這些葉片在販賣前剝除外葉的過程，也會與外葉有接觸。

沖洗

如果一次無法使用整顆，可以依需要的分量，以菜心為中心，分切成四分之一或半顆，將要食用部分自外向內一片一片拆成單片，分別以大量的清水沖洗。特別是與菜心連接的基部，葉梗部分要加強沖洗，以沖去少量可能自葉片間隙滲入的藥劑。

浸泡

接著以清水浸泡三至五分鐘，將水倒掉，沖洗，然後重複浸泡→沖洗的動作，反覆幾次，最後切成需要烹調的大小，開始料理。

農藥如何殘留

系統型藥劑

葉菜類取食部分幾乎是植物地上部的全部，系統型藥劑即使分散，也都是在取食部分，因此，容易發生系統型藥劑殘留的就正好是取食部分。所以，農民栽種時的病蟲防治是否有遵照安全採收期的規定，是農藥殘留的最重要關鍵。

● 接觸型藥劑

接觸型藥劑在施用時，是針對我們要取食部位進行防治，而所幸包葉菜類葉部是層層包裹住的，接觸型藥劑的殘留以外層的葉片表面為主。但是，雖然是層層包裹的葉部，葉片與葉片之間仍有間隙，施用藥劑時，經由葉間的小間隙，也會有少量藥劑循隙縫進到葉的基部。

合法使用農藥種類

作物群組為包葉菜類，植物保護資訊系統所推薦合法使用農藥主成分如下：

高麗菜

1. **殺蟲劑及殺蟎劑**：汰芬諾克（Diafenthiuron+Fenoxycarb）、汰芬隆（Diafenthiuron）、乃力松（Naled）、佈飛百滅寧（Profenofos+Permethrin）、佈飛賽滅寧（Profenofos+Cypermethrin）、白克松（Pyraclofos）、畢芬寧（Bifenthrin）、賽洛寧（lambda-Cyhalothrin）、馬拉松（Malathion）、芬化利（Fenvalerate）、硫敵克（Thiodicarb）、加保扶（Carbofuran）、百滅寧（Permethrin）、二福隆（Diflubenzuron）、依殺松（Isazofos）、加福松（Isoxathion）、免扶克（Benfuracarb）、托福松（Terbufos）、丁基加保扶（Carbosulfan）、賜諾特（Spinetoram）、庫斯蘇力菌 E-911（*Bacillus thuringiensis* subsp. Kurstaki strain E-911）、氟大滅（Flubendiamide）、賽速安勃（Thiamethoxam+chlorantraniliprole）、剋安勃（Chlorantraniliprole）、賜諾殺（Spinosad）、脫芬瑞（Tolfenpyrad）、美氟綜（Metaflumizone）、蘇力菌（*Bacillus thuringiensis*）、因得克（Indoxacarb）、因滅汀（Emamectin benzoate）、印楝素（Azadirachtin）、克凡派（Chlorfenapyr）、免速達（Bensultap）、阿巴汀（Abamectin）、得福隆（Teflubenzuron）、克福隆（Chlorfluazuron）、得福化利（Teflubenzuron+tau-

Fluvalinate）、大利松（Diazinon）、賽達松（Phenthoate）、拜裕松（Quinalphos）、氰乃松（Cyanophos）、亞特松（Pirimiphos-methyl）、佈飛松（Profenofos）、培丹（Cartap hydrochloride）、納乃得（Methomyl）、必芬松（Pyridaphenthion）、賽滅寧（Cypermethrin）、第滅寧（Deltamethrin）、硫賜安（Thiocyclam hydrogenoxalate）、芬普寧（Fenpropathrin）、護賽寧（Flucythrinate）、毆殺松（Acephate）、賽滅松（Phenthoate+Dimethoate）、加保利（Carbaryl）、庫斯蘇力菌 ABTS-351（*Bacillus thuringiensis* subsp. Kurstaki strain ABTS-351）、祿芬隆（Lufenuron）、傑他賽滅寧（zeta-Cypermethrin）、益化利（Esfenvalerate）、納得護賽寧（Methomyl+Flucythrinate）、益滅賽寧（Phosmet+Cypermethrin）、撲馬松（Fenitrothion+Malathion）、賽速洛寧（Thiamethoxam+lambda-cyhalothrin）、可尼丁（Clothianidin）、賽速安（Thiamethoxam）、達特南（Dinotefuran）、密滅汀（Milbemectin）、亞滅培（Acetamiprid）、益達胺（Imidacloprid）、賽洛比加普（lambda Cyhalothrin+Pirimicarb）、泰滅寧（Tralomethrin）、魚藤精（Rotenone）、比加普（Pirimicarb）、毆殺滅（Oxamyl）、賽滅淨（Cyromazine）、白殭菌 A1（*Beauveria bassiana* strain A1）、阿巴安勃（Chlorantraniliprole+Abamectin）、速殺氟（Sulfoxaflor）、可芬諾（Chromafenozide）、鮎澤蘇力菌 NB-200（*Bacillus thuringiensis* subsp.aizawai strain NB-200）、賜派滅（Spirotetramat）、因汀氟滅（Flubendiamide+Emamectin benzoate）

2. **殺菌劑**：鋅錳座賽胺、四氯曼普胺、氟比拔克、賽座滅、四氯右滅達樂、達滅克敏、快得克絕、亞托敏、鋅錳右滅達樂、鋅錳滅達樂、銅右滅達樂、錳乃浦、松香酯銅、鋅錳克絕、嘉賜銅、氟硫滅、保粒黴素（甲）、綠木黴菌、賓克隆、百克敏、依滅列、四氯異苯腈、多保鏈黴素、鏈黴素、液化澱粉芽孢桿菌YCMA1（*Bacillus amyloliquefaciens* YCMA1）、白列克敏、安美速、枯草桿菌Y1336（*Bacillus subtilis* Y1336）、達滅芬、待克利、維利黴素（Validamycin A）、撲滅寧、氟克殺、三氟得克利
3. **除草劑**：固殺草（Glufosinate-ammonium）、汰草滅（Dimethenamid）、拉草（Alachlor）、滅落脫（Napropamide）、滅草胺（Metazachlor）、甲基合氯氟（Haloxyfop-methyl）、畢克草（Clopyralid）、伏寄普（Fluazifop-p-butyl）、三福林（Trifluralin）、大芬滅（Diphenamid）、施得圃（Pendimethalin）、復祿芬（Oxyfluorfen）
4. **其他藥劑**：小菜蛾性費洛蒙、斜紋夜蛾費洛蒙、氟速芬（Fluensulfone）、生長寧素（IBA + NAA + kinetin）、移植生長素（NAA）

包心白

1. **殺蟲劑及殺蟎劑**：同前項之〈高麗菜〉
2. **殺菌劑**：鋅錳座賽胺、四氯曼普胺、氟比拔克、賽座滅、四氯右滅達樂、達滅克敏、快得克絕、亞托敏、鋅錳右滅達樂、鋅錳滅達樂、銅右滅達樂、錳乃浦、松香酯銅、鋅錳克絕、綠木黴菌、賓克隆、百克敏、依滅列、四氯異苯腈、多保鏈黴素、鏈黴素、鏈土黴素（Streptomycin+Oxytetracycline）、亞納銅（Nonylphenol copper sulfonate）、保粒黴素（甲）、達滅芬、液化澱粉芽孢桿菌 YCMA1、維利黴素、撲滅寧、氟克殺、白列克敏、三氟得克利
3. **除草劑**：三福林、伏寄普、施得圃、復祿芬
4. **其他藥劑**：小菜蛾性費洛蒙、斜紋夜蛾費洛蒙

包葉菜類

花椰菜、青花菜

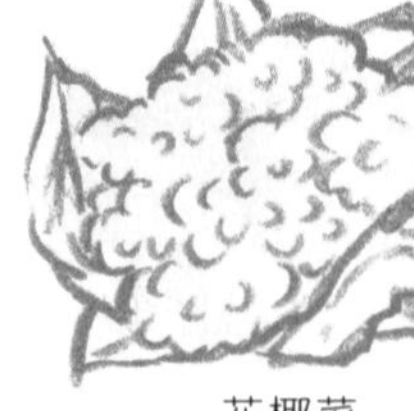
花椰菜

擔心指數
系統型 ❤❤❤
接觸型 ❤❤❤

認識作物

同屬十字花科的花椰菜及青花菜，也是包葉菜類群組的一員。不同的是，食用部位是花的部分，而不是葉部。

農民在種植花椰菜苗後到形成花蕾這段期間，田間用藥的目的都是針對葉部的保護，等到花椰菜長出可以食用的部分後，部分農民會在小花球上覆蓋不織布，以減少噴灑農藥時沾染或殘留在花上。

不過，雖然農民多做了一道防護，農藥還是有可能因飛濺或從空隙中流入而累積，所以清洗的工作不可忽略。而花椰菜的花朵又密又多，更增加了清洗上的難度，這也是非常困擾消費者的問題。

這樣洗才乾淨

沖洗

在清洗步驟上，先以接觸型藥劑為目標，因此首先以清水輕輕沖洗上方花朵部分，水流不能太大，不然花朵會掉落。手持花梗，花朵斜向上三十度角，於水

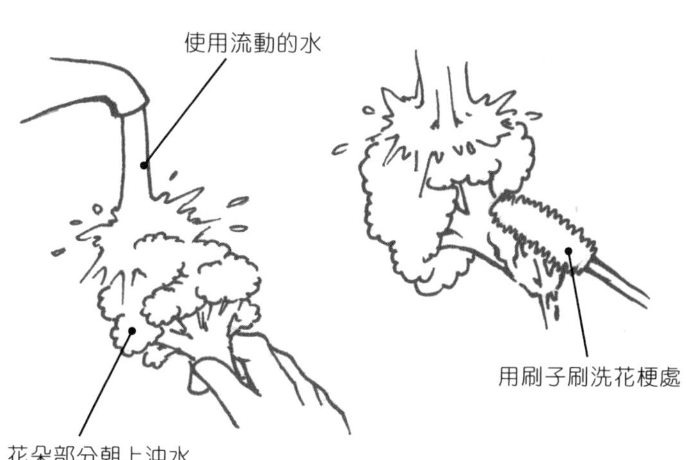

龍頭下旋轉沖洗數圈。

刷洗

完成沖洗後，將其切分成料理需要的大小，使用小毛刷於水龍頭下以較小的水流，一邊沖洗、一邊從花的部分往梗端輕輕刷洗，這樣就能清除接觸型藥劑的殘留。

加熱

花椰菜的系統型藥劑則以加熱方式促進其消散。做法是將清洗後的花椰菜，切成適當大小放入鍋中，注入清水直到淹過花椰菜，然後以微火加熱數分鐘（不必到水滾），取出瀝乾即可。

農藥如何殘留

系統型藥劑

花椰菜、青花菜雖然食用花的部分，但在收成時，整朵「花」佔了植株地上部分極大比例，即使系統型藥劑會移動分散，我們取食的部分所佔比例很高，因此，系統型農藥的殘留量控制，得有賴農民確實遵照安全採收期進行採收，這是減少農藥殘留的最重要關鍵。

● 接觸型藥劑

雖然接觸型藥劑以噴灑在作物的葉面為主，但也很容易飛濺及飄散至花菜部分，花椰菜、青花菜成長的方向是往上，花菜的面積也不小，在上方噴灑藥劑時，很容易落在花朵的部分，藥劑殘留的機率很大；而花梗則以噴在葉片飛濺附著，或從隙縫流入的情形為主。

合法使用農藥種類

作物群組為包葉菜類，植物保護資訊系統所推薦合法使用農藥主成分如下：

花椰菜

1. **殺蟲劑及殺蟎劑：** 布芬淨（Buprofezin）、益達胺（Imidacloprid）、畢芬寧（Bifenthrin）、汰芬諾克（Diafenthiuron+Fenoxycarb）、汰芬隆（Diafenthiuron）、白克松（Pyraclofos）、佈飛百滅寧（Profenofos+Permethrin）、佈飛賽滅寧（Profenofos+Cypermethrin）、賽洛寧（lambda-Cyhalothrin）、乃力松（Naled）、馬拉松（Malathion）、芬化利（Fenvalerate）、硫敵克（Thiodicarb）、加保扶（Carbofuran）、百滅寧（Permethrin）、二福隆（Diflubenzuron）、依殺松（Isazofos）、加福松（Isoxathion）、免扶克（Benfuracarb）、托福松（Terbufos）、丁基加保扶（Carbosulfan）、賜諾特（Spinetoram）、氟大滅（Flubendiamide）、賽速安勃（Thiamethoxam+chlorantraniliprole）、剋安勃（Chlorantraniliprole）、賜諾殺（Spinosad）、脫芬瑞（Tolfenpyrad）、美氟綜（Metaflumizone）、蘇力菌（*Bacillus thuringiensis*）、因得克（Indoxacarb）、因滅汀（Emamectin benzoate）、印楝素（Azadirachtin）、克凡派（Chlorfenapyr）、免速達（Bensultap）、阿巴汀（Abamectin）、得福隆（Teflubenzuron）、

克福隆（Chlorfluazuron）、得福化利（Teflubenzuron+tau-Fluvalinate）、大利松（Diazinon）、賽達松（Phenthoate）、佈飛松（Profenofos）、拜裕松（Quinalphos）、氰乃松（Cyanophos）、亞特松（Pirimiphos-methyl）、培丹（Cartap hydrochloride）、納乃得（Methomyl）、必芬松（Pyridaphenthion）、賽滅寧（Cypermethrin）、第滅寧（Deltamethrin）、硫賜安（Thiocyclam hydrogenoxalate）、芬普寧（Fenpropathrin）、護賽寧（Flucythrinate）、毆殺松（Acephate）、賽滅松（Phenthoate+Dimethoate）、加保利（Carbaryl）、庫斯蘇力菌 E-911（*Bacillus thuringiensis* subsp. Kurstaki strain E-911）、庫斯蘇力菌 ABTS-351（*Bacillus thuringiensis* subsp. Kurstaki strain ABTS-351）、祿芬隆（Lufenuron）、傑他賽滅寧（zeta-Cypermethrin）、益化利（Esfenvalerate）、納得護賽寧（Methomyl+Flucythrinate）、益滅賽寧（Phosmet+Cypermethrin）、撲馬松（Fenitrothion+Malathion）、賽速洛寧（Thiamethoxam+lambda-cyhalothrin）、可尼丁（Clothianidin）、賽速安（Thiamethoxam）、達特南（Dinotefuran）、密滅汀（Milbemectin）、亞滅培（Acetamiprid）、賽洛比加普（lambda Cyhalothrin+Pirimicarb）、泰滅寧（Tralomethrin）、賽扶寧（Cyfluthrin）、魚藤精（Rotenone）、比加普（Pirimicarb）、毆殺滅（Oxamyl）、賽滅淨（Cyromazine）、白殭菌 A1（*Beauveria bassiana* strain A1）、阿巴安勃（Chlorantraniliprole+Abamectin）、速殺氟（Sulfoxaflor）、可芬諾（Chromafenozide）、鮎澤蘇力菌 NB-200（*Bacillus thuringiensis* subsp.aizawai strain NB-200）、賜派滅（Spirotetramat）、因汀氟滅（Flubendiamide+Emamectin benzoate）

2. **殺菌劑：**鋅錳座賽胺（Mancozeb+Zoxamide）、四氯曼普胺（Chlorothalonil+Mindipropamid）、氟比拔克（Fluopicolide+Propamocarb hydrochloride）、亞托敏（Azoxystrobin）、賽座滅（Cyazofamid）、四氯右滅達樂（Metalaxyl-M+chlorothalonil）、達滅克敏（Pyraclostrobin+Dimethomorph）、快得克絕（Oxine-copper+Cymoxanil）、鋅錳右滅達樂（Mancozeb+Metalaxyl-M）、鋅錳滅達樂（Mancozeb+Metalaxyl）、銅右滅達樂（Copper Oxychloride+Metalaxyl-M）、錳乃浦（Maneb）、松香酯銅（CITCOP）、鋅錳克絕（Mancozeb+Cymoxanil）、綠木黴菌（*Trichoderma virens* strain R42）、賓克隆（Pencycuron）、百克敏（Pyraclostrobin）、保粒黴素（甲）（Polyoxins）、依滅列（Imazalil）、四氯異苯腈（Chlorothalonil）、多保鏈黴素（Thiophanate-methyl+Streptomycin）、鏈黴素（Streptomycin）、液化澱粉芽孢桿菌 YCMA1（*Bacillus amyloliquefaciens* YCMA1）、白列克敏（Pyraclostrobin+Boscalid）、達滅芬（Dimethomorph）、待克利（Difenoconazole）、維利黴素（Validamycin A）、撲滅寧（Procymidone）、氟克殺（Fluxapyroxad）、三氟得克利（Trifloxystrobin+Tebuconazole）
3. **除草劑：**拉草（Alachlor）
4. **其他藥劑：**小菜蛾性費洛蒙、斜紋夜蛾費洛蒙、氟速芬（Fluensulfone）

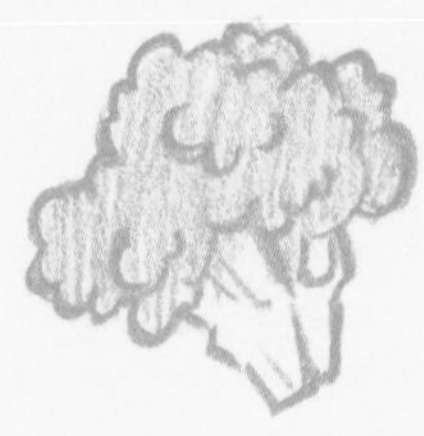

小白菜、青江菜、菠菜
及茼蒿、紅鳳菜、油菜、芥藍菜等葉面較大的葉菜類

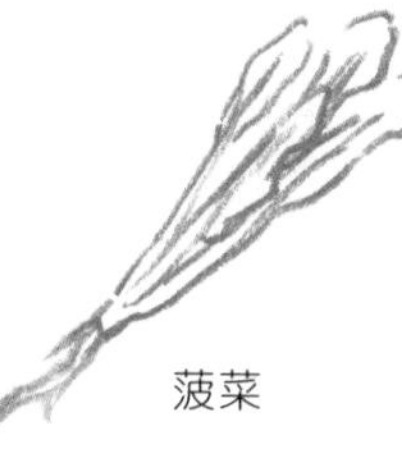
菠菜

擔心指數
系統型 ❤❤❤
接觸型 ❤❤❤

認識作物

小葉菜類可用葉片的大小區分為兩類，其清洗的方式各有不同，在此先說明葉面較大的種類，如小白菜、青江菜等，食用部分包括葉部、葉柄、嫩莖等植物營養生長的部分，全株除根部外，幾乎皆可食用。

採收的時候，長出的葉片多寡、大小及重量，關乎產量的因素，而品質則著重在鮮嫩爽脆。一般農民在採收時，並未有明確的產量或品質標準，若提早採收，新生葉片較鮮嫩，

但葉片小又比較少，重量自然不重；相反地，如果重量較重，又可能吃起來不夠鮮脆……何時採收全靠農民自己掌握。

由於小葉菜類生長期的長短會受到光照、溫度、水分、養分等條件所影響，有時在夏季生長條件很好的狀況下，二十天左右即可採收。在這麼短的栽培期使用農藥，必須以安全採收期極短的藥劑為主。但也因為沒有固定的採收時間，有時甚至會提前採收，所以常有農藥殘留抽檢不合格的事件傳出，在清洗上要特別注意。

這樣洗才乾淨

切除

處理小葉菜類中葉面較大的蔬菜時，要注意買回來後，根部先沖洗一下，然後才將接近根部處切除。

搓洗

接著把葉片一片一片剝開，置於水龍頭下用小水流沖洗。因葉菜類基部容易積汙，所以沖洗時，以葉朝上、柄朝下的方式，同時，以手指輕輕搓洗葉柄部分，將所有葉片的葉柄搓洗完畢，再全部快速沖洗一次，然後瀝乾，即可做料理。

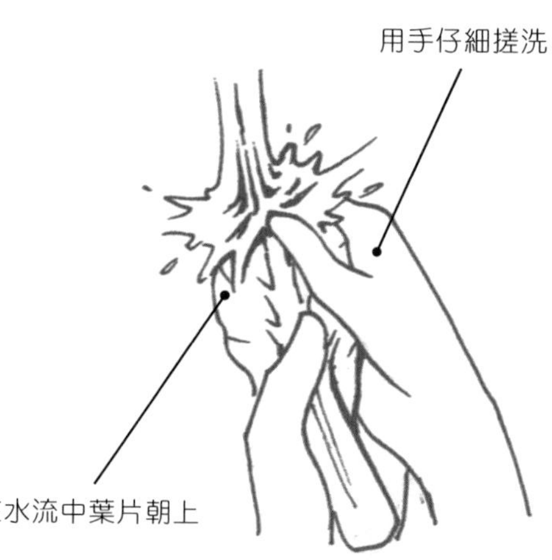

農藥如何殘留

●系統型藥劑

食用部位主要為葉部，也可以說是生長在地面上的全部，系統型藥劑無法因擴散而降低風險，所以要特別注意系統型藥劑的殘留。最好能在購買時，選擇合乎安全採收期規定的農產品，或購買有標章認證的蔬菜。尤其這類蔬菜中有以生菜方式食用的品項，例如萵苣，由於少了加熱增加藥劑消散的步驟，更需要特別留意採購時的品質要求。

● 接觸型藥劑

如果需要施用接觸型的農藥，噴灑範圍會遍及整個葉面，也就是我們食用的部分，再加上不像包葉菜類有層層葉片包圍，食用部位就直接暴露在藥劑下，而藥劑配方也以盡量朝能有效附著在葉面上去設計，因此附著量非常可觀，清洗時除了使用流動的水外，還要仔細搓洗。

合法使用農藥種類

作物群組為小葉菜類，植物保護資訊系統所推薦合法使用農藥主成分如下：

小白菜、青江菜、油菜

1. **殺蟲劑及殺蟎劑**：汰芬諾克（Diafenthiuron+Fenoxycarb）、汰芬隆（Diafenthiuron）、佈飛百滅寧（Profenofos+Permethrin）、佈飛賽滅寧（Profenofos+Cypermethrin）、白克松（Pyraclofos）、畢芬寧（Bifenthrin）、賽洛寧（lambda-Cyhalothrin）、乃力松（Naled）、馬拉松（Malathion）、芬化利（Fenvalerate）、硫敵克（Thiodicarb）、加保扶（Carbofuran）、百滅寧（Permethrin）、依殺松（Isazofos）、加福松（Isoxathion）、免扶克（Benfuracarb）、托福松（Terbufos）、丁基加保扶（Carbosulfan）、賜諾特（Spinetoram）、庫斯蘇力菌 E-911（*Bacillus thuringiensis* subsp. Kurstaki strain E-911）、氟大滅（Flubendiamide）、賽速安勃（Thiamethoxam+Chlorantraniliprole）、剋安勃（Chlorantraniliprole）、賜諾殺（Spinosad）、脫芬瑞（Tolfenpyrad）、美氟綜（Metaflumizone）、蘇力菌（*Bacillus thuringiensis*）、因得克（Indoxacarb）、因滅汀（Emamectin benzoate）、印楝素（Azadirachtin）、克凡派（Chlorfenapyr）、芬普尼（Fipronil）、免速達（Bensultap）、阿巴汀（Abamectin）、得福

隆（Teflubenzuron）、克福隆（Chlorfluazuron）、得福化利（Teflubenzuron+tau-Fluvalinate）、大利松（Diazinon）、賽達松（Phenthoate）、拜裕松（Quinalphos）、氰乃松（Cyanophos）、亞特松（Pirimiphos-methyl）、佈飛松（Profenofos）、、納乃得（Methomyl）、必芬松（Pyridaphenthion）培丹（Cartap hydrochloride）、賽滅寧（Cypermethrin）、第滅寧（Deltamethrin）、硫賜安（Thiocyclam hydrogenoxalate）、芬普寧（Fenpropathrin）、護賽寧（Flucythrinate）、毆殺松（Acephate）、賽滅松（Phenthoate+Dimethoate）、加保利（Carbaryl）、庫斯蘇力菌 ABTS-351（*Bacillus thuringiensis* subsp. Kurstaki strain ABTS-351）、祿芬隆（Lufenuron）、傑他賽滅寧（zeta-Cypermethrin）、益化利（Esfenvalerate）、納得護賽寧（Methomyl+Flucythrinate）、益滅賽寧（Phosmet+Cypermethrin）、撲馬松（Fenitrothion+Malathion）、賽速洛寧（Thiamethoxam+lambda-Cyhalothrin）、可尼丁（Clothianidin）、賽速安（Thiamethoxam）、達特南（Dinotefuran）、密滅汀（Milbemectin）、亞滅培（Acetamiprid）、益達胺（Imidacloprid）、賽洛比加普（lambda Cyhalothrin+Pirimicarb）、泰滅寧（Tralomethrin）、魚藤精（Rotenone）、比加普（Pirimicarb）、毆殺滅（Oxamyl）、白殭菌 A1（*Beauveria bassiana* strain A1）、阿巴安勃（Chlorantraniliprole+Abamectin）、速殺氟（Sulfoxaflor）、可芬諾（Chromafenozide）、鮎澤蘇力菌 NB-200（*Bacillus thuringiensis* subsp.aizawai strain NB-200）、賜派滅（Spirotetramat）、因汀氟滅（Flubendiamide+Emamectin benzoate）

2. **殺菌劑**：鋅錳座賽胺（Mancozeb+Zoxamide）、四氯曼普胺（Chlorothalonil+Mindipropamid）、氟比拔克（Fluopicolide+Propamocarb hydrochloride）、四氯右滅達樂（Metalaxyl-M+chlorothalonil）、賽座滅（Cyazofamid）、達滅克敏（Pyraclostrobin+Dimethomorph）、快得克絕（Oxine-copper+Cymoxanil）、亞托敏（Azoxystrobin）、鋅錳右滅達樂（Mancozeb+Metalaxyl-M）、鋅錳滅達樂（Mancozeb+Metalaxyl）、銅右滅達樂（Copper Oxychloride+Metalaxyl-M）、錳乃浦（Maneb）、松香酯銅（CITCOP）、鋅錳克絕（Mancozeb+Cymoxanil）、綠木黴菌（*Trichoderma virens* strain R42）、賓克隆（Pencycuron）、百克敏（Pyraclostrobin）、保粒黴素（甲）（Polyoxins）、依滅列（Imazalil）、四氯異苯腈（Chlorothalonil）、多保鏈黴素（Thiophanate-methyl+Streptomycin）、鏈黴素（Streptomycin）、達滅芬（Dimethomorph）、待克利（Difenoconazole）、液化澱粉芽孢桿菌YCMA1（*Bacillus amyloliquefaciens* YCMA1）、維利黴素（Validamycin A）、撲滅寧（Procymidone）、三得芬（Tridemorph)、白列克敏（Pyraclostrobin+Boscalid）、三氟得克利（Trifloxystrobin+Tebuconazole）
3. **除草劑**：施得圃（Pendimethalin）、丁基拉草（Butachlor）
4. **其他藥劑**：小菜蛾性費洛蒙、斜紋夜蛾費洛蒙

萵苣

1. **殺蟲劑及殺蟎劑**：硫敵克、芬化利、納乃得、可芬諾、克凡派、培丹、因滅汀、達特南、賽速洛寧（Thiamethoxam+lambda-Cyhalothrin）、可尼丁、亞滅培、賽速安、密滅汀、益達胺、賽達松、免扶克（Benfuracarb）、護賽寧、賽洛寧、賽滅淨（Cyromazine）、馬拉松、汰芬隆、白克松、加福松（Isoxathion）、剋安勃、乃力松、賽滅寧、速殺氟、第滅寧、賜諾特、賜諾殺、

佈飛松、賜派滅

2. **殺菌劑**：達滅芬、氟比拔克、亞托敏、蓋棘木黴菌 ICC 080/012（*Trichoderma gamsii* ICC 080+*Trichoderma asperellum* ICC012）、百克敏、四氯異苯腈、待克利、液化澱粉芽孢桿菌 YCMA1、達滅克敏、銅右滅達樂、多保鏈黴素、鏈黴素、維利黴素、普拔克（Propamocarb hydrochloride）、滅達樂（Metalaxy）、右滅達樂（Metalaxyl-M)、賓克隆、三得芬、鋅錳座賽胺、賽座滅、液化澱粉芽孢桿菌 QST713（*Bacillus amyloliquefaciens* QST713）、三氟得克利、白克列（Boscalid）、白列克敏、福賽得（Fosetyl-aluminium）、快得依普同（Oxine-copper+Iprodione）、免克寧（Vinclozolin）、大克爛（Dicloran）、撲滅寧、貝芬同（Carbendazim+Iprodione）、依滅列、三泰隆（Triadimenol）
3. **除草劑**：施得圃、丁基拉草
4. **其他藥劑**：氟速芬（Fluensulfone）

紅鳳菜

1. **殺蟲劑及殺蟎劑**：硫敵克、芬化利、納乃得、可芬諾、克凡派、培丹、因滅汀、達特南、賽速洛寧、可尼丁、亞滅培、賽速安、密滅汀、益達胺、賽達松、免扶克、護賽寧、賽洛寧、賽滅淨、馬拉松、汰芬隆、白克松、加福松、百滅寧、剋安勃、乃力松、賽滅寧、速殺氟、第滅寧、賜諾特、賜諾殺、佈飛松、賜派滅、百利普芬（Pyriproxyfen）
2. **殺菌劑**：達滅芬、氟比拔克、亞托敏、蓋棘木黴菌 ICC 080/012、百克敏、四氯異苯腈、待克利、液化澱粉芽孢桿菌 YCMA1、達滅克敏、銅右滅達樂、多保鏈黴素、鏈黴素、維利黴素、普拔克、滅達樂、右滅達樂、賓克隆、三得芬、鋅錳座賽胺、三氟得克利、白列克敏
3. **除草劑**：無
4. **其他藥劑**：氟速芬

菠菜

1. **殺蟲劑及殺蟎劑**：剋安勃、賽滅寧、納乃得、培丹、因滅汀、可芬諾、乃力松、百滅寧、益達胺、賽滅淨、芬化利、硫敵克、佈飛百滅寧、克凡派、克福隆、蘇力菌、汰芬隆、賽洛寧、馬拉松、白克松、速殺氟、賽速安、達特南、賽速洛寧、可尼丁、亞滅培、密滅汀、賽達松、第滅寧、免扶克、護賽寧、賜派滅、百利普芬、賜諾特
2. **殺菌劑**：四氯異本腈、達滅芬、鋅錳座賽胺、百克敏、鋅錳賽得（Mancozeb+Fosetyl-Al）、達滅克敏、亞托敏、銅右滅達樂、滅普寧（Mepronil）、福多寧（Flutolanil）、氟比拔克、三氟得克利、待克利
3. **除草劑**：丁基拉草、施得圃
4. **其他藥劑**：氟速芬、勃激素 A3（Gibberellic acid (GA3)）

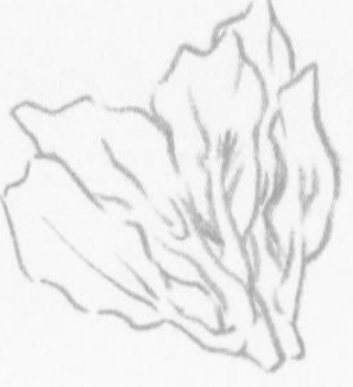

小葉菜類

茼蒿、空心菜、龍鬚菜

及地瓜葉、芹菜、山茼蒿、芫荽、九層塔、香椿等葉面較小較嫩的葉菜類

擔心指數
系統型 ♥♥♥
接觸型 ♥♥♥

空心菜

認識作物

小葉菜類可以說是我們日常生活中最常吃到的「綠色蔬菜」，有的葉片大，有的葉面細小，因此清洗方式有所不同，在本篇中以葉面較細小的葉菜為主。

這類蔬菜主要食用莖、葉或陸續摘取的嫩葉，如地瓜葉、空心菜，都是便宜又常見的蔬菜，無論是家庭或餐廳，甚至小攤販上都能經常吃到，也是夏季的主要蔬菜。

不過，葉菜類食用部分幾乎是農

作物地面上的全部，從莖到葉都可食用，農藥殘留不可避免。每逢冬季，茼蒿菜常常伴隨著農藥殘留的新聞與火鍋一起上市，使民眾在大快朵頤之際，不免也感到提心吊膽。此外，還有些不是整株收成，而是陸續採收細嫩葉部，就可能會產生連續採收型作物的問題。

葉面小的蔬菜，葉子柔軟細嫩，很難以搓洗方式洗淨，但也不可因為葉子小就掉以輕心，可以加上浸泡的方式，幫助農藥溶出。建議在料理這類葉菜時，最好提前處理，不要在下鍋前才急急忙忙地隨便沖洗。要記得先經過沖洗、浸泡，將青菜洗乾淨，再開始摘除老葉與切段的作業。

這樣洗才乾淨

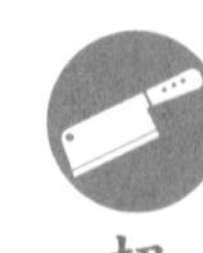

切除

近根部的部位先用清水沖洗乾淨，然後切除。

市面上販賣的空心菜與地瓜葉等根部已經切除的種類，買回來之後最好再切除一小段。

沖洗

由於葉子細嫩，稍用手搓就會破裂，有的放在水龍頭下沖洗，仍然無法展開細葉。此時，可加上水盆的輔助，開著水龍頭，以小水流慢慢注入水盆，然後先取三至五片葉的量，手握葉柄部分，將葉面倒置於水中，一面攪動一面沖洗，如果水變得太髒就倒掉，再接水反覆數次，直到洗去上面的泥沙與部分農藥。

浸泡

接著把所有的菜放到盆中，將水蓋過青菜浸泡

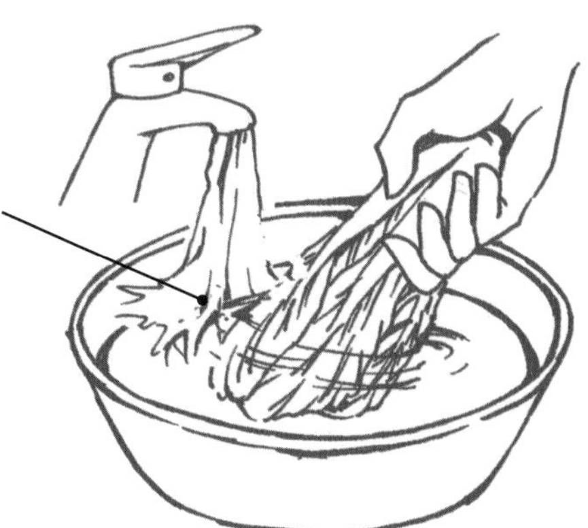

約二十分鐘。浸泡時，可以稍微用手輕按，讓菜在水中利用壓力和浮力清洗表面。建議期間換水數次。

農藥如何殘留

● 系統型藥劑

食用部位主要為莖、葉，也可以說是地面上的全部，系統型藥劑無法經由分散降低風險，最好購買時就選擇合乎安全採收期規定的農產品，或者購買有標章認證的蔬菜。

● 接觸型藥劑

如果是以噴灑接觸型農藥來保護蔬菜，噴灑的範圍通常會遍及整個葉面，由於不像包葉菜類有層層包圍的外葉，我們所食用的部位就直接暴露在藥劑下。為了有良好的保護效果，藥劑配方需要能有效附著在葉面上，因此葉子上的農藥附著量非常可觀。清洗時，除了用流動的水外，還要多沖洗幾次。

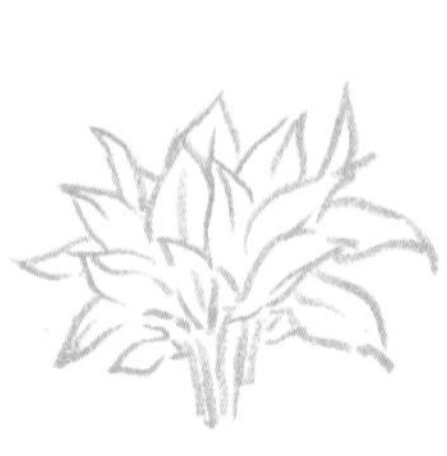

五穀雜糧類
葉菜類
花果瓜菜類
豆菜芽菜類
根莖類
菇類
水果類
其他

合法使用農藥種類

作物群組為小葉菜類，植物保護資訊系統所推薦合法使用農藥主成分如下：

茼蒿

1. **殺蟲劑及殺蟎劑**：硫敵克、芬化利、納乃得、可芬諾、克凡派、培丹、因滅汀、達特南、賽速洛寧、可尼丁、亞滅培、賽速安、密滅汀、益達胺、賽達松、免扶克、護賽寧、賽洛寧、賽滅淨、馬拉松、汰芬隆、白克松、加福松、百滅寧、剋安勃、乃力松、賽滅寧、速殺氟、第滅寧、賜諾特、賜諾殺、佈飛松、賜派滅、蘇力菌、得芬諾、百利普芬
2. **殺菌劑**：達滅芬、氟比拔克、亞托敏、蓋棘木黴菌 ICC080/012、百克敏、四氯異苯腈、待克利、液化澱粉芽孢桿菌 YCMA1、達滅克敏、銅右滅達樂、多保鏈黴素、鏈黴素、維利黴素、普拔克、滅達樂、右滅達樂、賓克隆、三得芬、鋅錳座賽胺、三氟得克利、白列克敏
3. **除草劑**：施得圃、丁基拉草／ 4. **其他藥劑**：無

空心菜

1. **殺蟲劑及殺蟎劑**：芬化利、硫敵克、因滅汀、剋安勃、佈飛百滅寧（Profenofos+Permethrin）、乃力松、可芬諾、納乃得、培丹、賽滅寧、克凡派、賽速安、益達胺、賜派滅、賽滅淨、馬拉松、汰芬隆、賽洛寧、白克松、速殺氟、達特南、亞滅培、賽速洛寧、可尼丁、密滅汀、賽達松、第滅寧、免扶克、護賽寧、佈飛松、免速達
2. **殺菌劑**：達滅芬、銅右滅達樂、氟比拔克、亞托敏、賓克隆、福賽得
3. **除草劑**：施得圃、丁基拉草／ 4. **其他藥劑**：無

地瓜葉

1. **殺蟲劑及殺蟎劑**：芬化利、硫敵克、因滅汀、剋安勃、佈飛百滅寧、乃力松、可芬諾、納乃得、培丹、賽滅寧、克凡派、賽速安、益達胺、賜派滅、賽滅淨、馬拉松、汰芬隆、白克松、速殺氟、達特南、賽速洛寧、可尼丁、亞滅培、密滅汀、賽達松、第滅寧、免扶克、護賽寧、佈飛松
2. **殺菌劑**：達滅芬、銅右滅達樂、氟比拔克、亞托敏、賓克隆、福多寧、三得芬
3. **除草劑**：無
4. **其他藥劑**：氟速芬

芫荽

1. **殺蟲劑及殺蟎劑**：硫敵克、芬化利、剋安勃、可芬諾、克凡派、亞滅培、達特南
2. **殺菌劑**：液化澱粉芽孢桿菌 YCMA1
3. **除草劑**：施得圃
4. **其他藥劑**：氟速芬

九層塔

1. **殺蟲劑及殺蟎劑**：因滅汀、第滅寧、納乃得、益達胺、芬化利、硫敵克、剋安勃、賽滅寧、乃力松、佈飛百滅寧、培丹、可芬諾、汰芬隆、賽洛寧、白克松、克凡派、速殺氟、達特南、賽速洛寧、可尼丁、亞滅培、賽速安、密滅汀、賽達松、免扶克、護賽寧
2. **殺菌劑**：亞托敏、普拔克、氟比拔克、達滅芬、銅右滅達樂、鋅錳座賽胺、銅滅達樂
3. **除草劑**：無
4. **其他藥劑**：無

小葉菜類

韭、蒜、蔥

及韭黃、韭菜花、珠蔥、蝦夷蔥等蔥科辛香類蔬菜

韭菜

擔心指數

系統型 ❤❤❤

接觸型 ❤❤❤

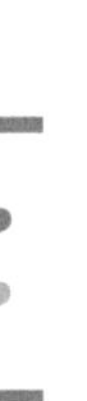

認識作物

韭、蔥、蒜等具有辛香味的蔬菜也是小葉菜類作物，葉部直立生長是其特色，而且除韭菜外，其他都是連地下鱗莖一起食用。韭菜不但可以連續採收，花期時還能採收含苞的韭菜花；如果在種植時加以遮光，讓葉部黃化，即成為另一種特殊風味的蔬菜——韭黃，因此韭菜在這個類別裡算是比較特殊的一種。

蒜與蔥類，種植時怕淹水、怕高溫，採收後不耐貯放。如果採收地

下鱗莖的蔥頭或蒜頭，則是列在根菜類，其處理方式與根菜類較為相近，在此以鮮食、甚至生食為主。

市場上販賣的新鮮蔥、蒜等蔥科作物在採收後，農民都會先用水清除根部的土壤，希望讓產品外觀看起來更乾淨，才能獲得消費者的青睞，賣出較好的價格，但是初步清洗目的，僅止於洗去外部塵土，用來清洗的水，水質好壞無從得知，而清洗過程中的碰撞或擠壓，容易造成農作物擦損或是折斷，都會使農產品更不易保存，且可能會互相沾染上藥劑。所以要特別提醒大家，市場買到的蔥、蒜，即使看起來再翠綠、鮮白，也務必經過仔細清洗步驟，才能食用。尤其是要做為生食的用途，更要特別注意多加洗滌，以維持食用的衛生。

如果消費者能接受蔥或蒜的根部殘留少許土壤，農民收成後就只需要將土壤拍落，不必用水去清洗，消費者也可以不必擔心運送過程的汙染，只要在農作物上殘留的重點部位進行清洗工作。

這樣洗才乾淨

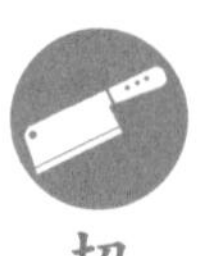

切除

先以水清洗表面，然後切除根部，稍微剝除外側老葉，往下撕去，一併剝除鱗莖處外部薄膜。

搓洗

手持底端部分，置於水龍頭下，將根部朝下，以小水流由根部往綠色葉子部分來回沖洗，同時以手順搓數次。如是蔥、蒜，則用手將鱗莖膨大的部分仔細搓洗乾淨。

農藥如何殘留

● **系統型藥劑**

因為地下鱗莖膨大，且具有密實

讓水流從根部開始沖洗
根部鱗莖部分要特別清洗

的鬚根，容易吸收系統型藥劑再分布至全株。雖然市場上大部分的蔥在收成時已經洗去根部夾帶的土壤，但由於此類作物採收後，生鮮保存不易，消費者都是新鮮食用，加上部分採用生食，因此清洗的工作相當重要。

至於韭菜，則是多年生連續採收作物，但由於有較固定的採收時程，農藥殘留情形並不如其他同一時期有不同成熟階段的作物那般複雜，但同樣在食用前必須經過仔細清洗，以減少農藥殘留。

● 接觸型藥劑

蔥及蒜為直立葉生長型態，接觸型藥劑不易均勻附著於葉部，噴施後會向下流動到較接近地下莖的部位，因此接觸型藥劑的殘留較易發生在基部位置。有消費者擔心此類作物葉部中空部分是否會有農藥殘留，實際上在田間生長時，葉部上端是密合的狀態，藥劑並不會有孔洞可以進入，不需要擔心這樣的問題。

合法使用農藥種類

作物群組為小葉菜類，植物保護資訊系統所推薦合法使用農藥主成分如下：

韭

1. **殺蟲劑及殺蟎劑**：剋安勃（Chlorantraniliprole）、甜菜夜蛾核多角體病毒（*Spodoptera exigua* nucleopolyhedrovirus）、賜諾特（Spinetoram）、賜諾殺（Spinosad）、滅賜克（Methiocarb）、芬化利（Fenvalerate）、硫敵克（Thiodicarb）、因得克（Indoxacarb）、納乃得（Methomyl）、培丹（Cartap hydrochloride）、得芬諾（Tebufenozide）、祿芬隆（Lufenuron）、可芬諾（Chromafenozide）、賽滅寧（Cypermethrin）、因滅汀（Emamectin benzoate）、克凡派（Chlorfenapyr）、免扶克（Benfuracarb）、加福松（Isoxathion）、福化利（tau-Fluvalinate）、佈飛松（Profenofos）、賽洛寧（lambda-Cyhalothrin）、貝他－賽扶寧（beta-Cyfluthrin）、益達胺（Imidacloprid）、達特南（Dinotefuran）、速殺氟（Sulfoxaflor）、賽速安（Thiamethoxam）、賽達松（Phenthoate）、密滅汀（Milbemectin）、乃力松（Naled）、第滅寧（Deltamethrin）、護賽寧（Flucythrinate）、益滅松（Phosmet）、馬拉松（Malathion）
2. **殺菌劑**：蓋棘木黴菌ICC080/012（*Trichoderma gamsii* ICC080+*Trichoderma asperellum* ICC012）、氟比拔克（Fluopicolide+Propamocarb hydrochloride）、普拔克（Propamocarb hydrochloride）、亞托敏（Azoxystrobin）、三氟敏（Trifloxystrobin）、百克敏（Pyraclostrobin）、液化澱粉芽孢桿菌YCMA1（*Bacillus amyloliquefaciens* YCMA1）、保粒黴素（甲）（Polyoxins）、依滅列（Imazalil）、四氯異苯腈（Chlorothalonil）、克收欣（Kresoxim-methyl）、甲鋅保粒素（Propineb+Polyoxins）、依普同（Iprodione）、嘉賜銅（Kasugamycin+Copper oxychloride）、菲克利（Hexaconazole）、三得芬（Tridemorph）、亞托環克座（Cyproconazole+Azoxystrobin）、達滅芬（Dimethomorph）、銅右滅達樂（Copper oxychloride+Metalaxyl-M）、銅滅達樂（Copper oxychloride+Metalaxyl）、錳乃浦（Maneb）、待克利（Difenoconazole）、多保鏈黴素（Thiophanate-methyl+Streptomycin）、鏈黴素（Streptomycin）、福多寧（Flutolanil）、撲滅寧（Procymidone）、賓克隆（Pencycuron）、滅達樂（Metalaxyl）、右滅達樂（Metalaxyl-M）、普克利（Propiconazole）、三氟得克利（Trifloxystrobin+Tebuconazole）
3. **除草劑**：復祿芬（Oxyfluorfen）、伏寄普（Fluazifop-p-butyl）、施得圃（Pendimethalin）
4. **其他藥劑**：毆殺滅（Oxamyl）

蒜

1. **殺蟲劑及殺蟎劑**：剋安勃、甜菜夜蛾核多角體病毒、賜諾特、賜諾殺、滅賜克、芬化利、硫敵克、因得克、納乃得、培丹、得芬諾、祿芬隆、可芬諾、賽滅寧、因滅汀、克凡派、免扶克、加福松、福化利、佈飛松、賽洛寧、貝他－賽扶寧、益達胺、達特南、速殺氟、賽速安、賽達松、密滅汀、乃力松、第滅寧、護賽寧、亞滅培（Acetamiprid）、毆殺滅（Oxamyl）
2. **殺菌劑**：氟比拔克、普拔克、蓋棘木黴菌ICC080/012、亞托敏、三氟敏、百克敏、液化澱粉芽孢桿菌YCMA1、保粒黴素（甲）、依滅列、四氯異苯腈、克收欣、甲鋅保粒素、依普同、嘉賜銅、菲克利、三得芬、亞托環克座、達滅芬、銅右滅達樂、銅滅達樂、錳乃浦、待克利、多保鏈黴素、鏈黴素、福多寧、撲滅寧、賓克隆、滅達樂、右滅達樂、普克利、三氟得克利、白列克敏

（Pyraclostrobin+Boscalid）
3. **除草劑**：復祿芬、伏寄普、施得圃
4. **其他藥劑**：毆殺滅

蔥

1. **殺蟲劑及殺蟎劑**：剋安勃、甜菜夜蛾核多角體病毒、賜諾特、賜諾殺、滅賜克、芬化利、硫敵克、因得克、納乃得、培丹、得芬諾、祿芬隆、可芬諾、賽滅寧、因滅汀、克凡派、免扶克、加福松、福化利、佈飛松、賽洛寧、貝他－賽扶寧、益達胺、達特南、速殺氟、賽速安、賽達松、密滅汀、乃力松、第滅寧、護賽寧、馬拉松、益滅松、賽滅淨（Cyromazine）、福瑞松（Phorate）、賽洛安勃（lambda-cyhalothrin+Chlorantraniliprole）、氟大滅（Flubendiamide）、蘇力菌（*Bacillus thuringiensis*）、得芬諾（Tebufenozide）、氟芬隆（Flufenoxuron）、畢芬寧（Bifenthrin）
2. **殺菌劑**：氟比拔克、普拔克、蓋棘木黴菌ICC 080/012、亞托敏、三氟敏、百克敏、液化澱粉芽孢桿菌YCMA1、保粒黴素（甲）、依滅列、四氯異苯腈、克收欣、甲鋅保粒素、依普同、嘉賜銅、菲克利、三得芬、亞托環克座、達滅芬、銅右滅達樂、銅滅達樂、錳乃浦、待克利、多保鏈黴素、鏈黴素、福多寧、撲滅寧、賓克隆、滅達樂、右滅達樂、白列克敏、三氟得克利、嘉賜克枯爛（Tecloftalam+Kasugamycin）、白克列（Boscalid）、大克爛（Dicloran）、三泰隆（Triadimenol）、賽座滅（Cyazofamid）、三元硫酸銅（Tribasic copper sulfate）
3. **除草劑**：固殺草（Glufosinate-ammonium）、施得圃
4. **其他藥劑**：毆殺滅

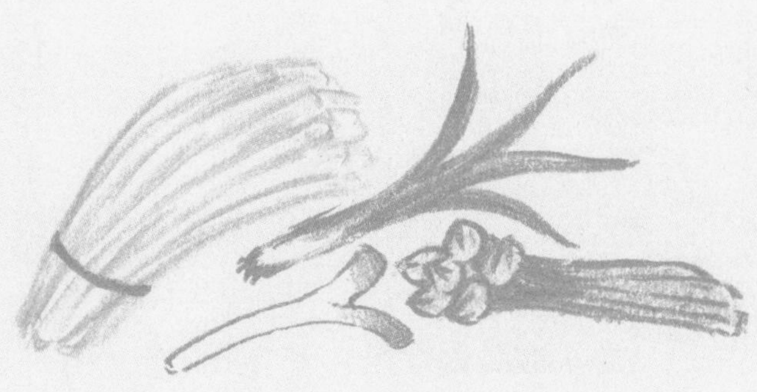

果菜類

番茄、甜椒、茄子

及辣椒、枸杞、野茄等茄科，秋葵、洛神葵、金針花等花果菜類

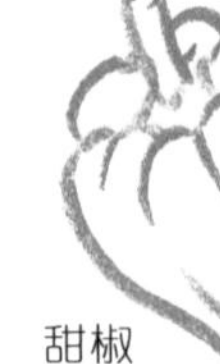
甜椒

擔心指數

系統型 ❤❤❤

接觸型 ❤❤❤

認識作物

除了葉菜之外，有些蔬菜食用的是果實，由於特色與清洗方式類似，將之歸於一類。這類農作物多半為連續採收的作物，特色是收穫期較長，果實成熟速度不一致，同一株上有部分果實已經成熟，但有些則仍在開花或是幼果期，同時採收幾乎是不可能，因此施用農藥後，無法等到過安全採收期再一起採收。而金針花、洛神葵雖是花朵，由於性質類似，在此一併說明。

因此，連續採收作物在病蟲害防

治上有實務上的困難，是最常被檢驗出農藥殘留超過標準的農作物。其中的番茄、甜椒等，常用來做生菜沙拉，以生鮮的方式食用，番茄更是常被當成水果直接拿來吃，所以清洗工作更加重要。

這樣洗才乾淨

貯放

系統型的藥劑殘留可透過貯放的方式，由植物本身內部酵素降解所吸收的農藥。貯放的時間最少要三天，如果貯放期過短，農藥降解效果不明顯；但也要注意時間過長，蔬果風味會改變。冷藏或室溫貯放都可以，但絕對要注意保持蔬果的鮮度，避免發生腐敗或是發霉的情形，反而影響食用安全。

沖洗

食用前，先用流動的水將外表沖洗乾淨。大的果實，一面沖水，一面用手搓洗，或用軟毛刷刷洗；細小的果實則放在盆子裡，注入流動的水，同時用手攪動清洗。

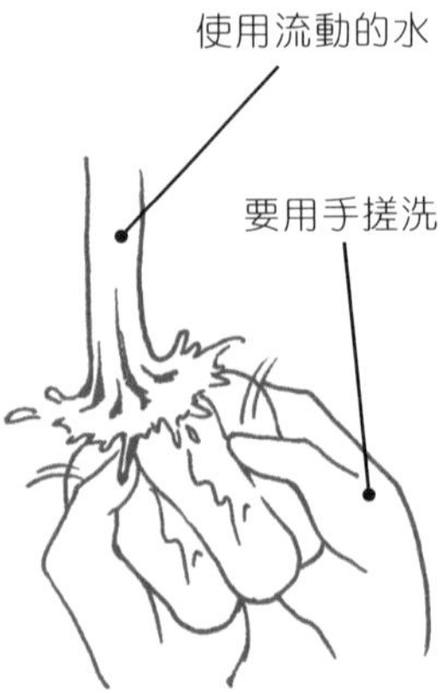

使用流動的水

要用手搓洗

浸泡

無法刷洗或搓洗的小果實類，可以搭配浸泡清除農藥殘留。針對乾燥金針花上的二氧化硫等添加物，也有去除效果。

切除

果實如果有凹凸不平的蒂頭，清洗之後要將蒂頭切除，更能避免風險。

農藥如何殘留

系統型藥劑

植物藉由果實來保護及傳播種子以繁衍下一代，雖然果實並不是植物的貯藏器官，但當果實開始形成時，植物仍然會將許多有利於傳播種子的成分往果實輸送，所以果實就會有各式不同的風味及養分。但是在這些輸送過程，同時也會把許多農藥傳送到果實中，因此系統型藥劑在果菜類作物裡，殘留情形十分常見。

接觸型藥劑

為保障收穫的品質，接觸型藥劑會直接噴施在果菜類要收成的部位，也就是我們所食用的果實。再加上這類的農作物多數是連續採收型，收穫期間較長，施用藥劑稍有不慎，就很容易發生藥劑殘留。即使農民特別選用安全採收期很短的藥劑，但仍然時有藥劑殘留的檢出，因此取食這分群中的蔬果之前，一定要仔細清洗，以減少農藥殘留的風險，增加食用的安全性。

合法使用農藥種類

作物群組為果菜類，植物保護資訊系統中所推薦合法使用農藥主成分如下：

番茄

1. **殺蟲劑與殺蟎劑：**賜派滅（Spirotetramat）、達特南（Dinotefuran)、貝賽益達胺（beta-Cyfluthrin+Imidacloprid）、納乃得（Methomyl）、芬化利（Fenvalerate）、硫敵克（Thiodicarb)、蘇力菌NB-200（*Bacillus thuringiensis* subsp.aizawai strain NB-200）、佈飛百滅寧（Profenofos+Permethrin）、佈飛賽滅寧（Profenofos+Cypermethrin）、剋安勃（Chlorantraniliprole）、賽滅寧（Cypermethrin）、克凡派（Chlorfenapyr）、乃力松（Naled）、因滅汀（Emamectin benzoate）、賜諾特（Spinetoram）、賽洛寧（lambda-Cyhalothrin）、賜諾殺（Spinosad）、福化利（tau-Fluvalinate）、益達胺（Imidacloprid）、貝他－賽扶寧（beta-Cyfluthrin）、佈飛松（Profenofos）、阿巴汀（Abamectin）、馬拉松（Malathion）、諾伐隆（Novaluron）、可芬諾（Chromafenozide）、白克松（Pyraclofos）、加福松（Isoxathion）、覆滅蟎（Formetanate）、速殺氟（Sulfoxaflor）、可尼丁（Clothianidin）、百利普芬（Pyriproxyfen）、賽果培（Thiacloprid）、亞滅培（Acetamiprid）、達特南（Dinotefuran）、賽速安（Thiamethoxam）、二福隆（Diflubenzuron）、賽滅淨（Cyromazine）、賜滅芬

（Spiromesifen）、芬普蟎（Fenpyroximate）、畢達本（Pyridaben）、密滅汀（Milbemectin）、必芬蟎（Bifenazate）、芬殺蟎（Fenazaquin）、加保利（Carbaryl）、賽速安勃（Thiamethoxam+Chlorantraniliprole）、諾伐隆（Novaluron）、因得克（Indoxacarb）、祿芬隆（Lufenuron）、第滅寧（Deltamethrin）、克福隆（Chlorfluazuron）、益滅賽寧（Phosmet+Cypermethrin）、納得亞滅寧（Methomyl+alpha-Cypermethrin）、畢芬寧（Bifenthrin）、氟尼胺（Flonicamid）、貝賽益達胺（beta-Cyfluthrin+Imidacloprid）、芬佈賜（Fenbutatin-oxide）、依殺蟎（Etoxazole）、托福松（Terbufos）、加保扶（Carbofuran）

2. **殺菌劑**：蓋棘木黴菌ICC080/012（*Trichoderma gamsii* ICC080+*Trichoderma asperellum* ICC012）、氟比拔克（Fluopicolide+Propamocarb hydrochloride）、亞托敏（Azoxystrobin）、達滅芬（Dimethomorph）、免得克敏（Metiram+Pyraclostrobin）、鹼性氯氧化銅（Copper oxychloride)、依得利（Etridiazole）、撲滅寧（Procymidone）、福多寧（Flutolanil）、克收欣（Kresoxim-methyl）、邁克尼（Myclobutanil）、派美尼（Pyrimethanil)、賽普護汰寧（Cyprodinil+Fludioxonil）、依普同（Iprodione）、待克利（Difenoconazole）、氫氧化銅（Copper hydroxide）、液化澱粉芽孢桿菌 PMB01（*Bacillus amyloliquefaciens* PMB01）、普拔克（Propamocarb hydrochloride）、達滅脫定（Ametoctradin+Dimethomorph）、凡殺克絕（Famoxadone+Cymoxanil）、安美速（Amisulbrom）、曼普胺（Mandipropamid）、氟殺克敏（Fluxapyroxad+Pyraclostrobin）、腈硫醌（Dithianon）、三氟得克利（Trifloxystrobin+Tebuconazole）、百克敏（Pyraclostrobin）、白克列（Boscalid）、礦物油（Petroleum oils）、液化澱粉芽孢桿菌YCMA1（*Bacillus amyloliquefaciens* YCMA1）、維利黴素（Validamycin A）、三元硫酸銅（Tribasic copper sulfate）、賽福座（Triflumizole）、四克利（Tetraconazole）、三氟派瑞（Fluopyram+Trifloxystrobin）、氟克殺（Fluxapyroxad）、滅普寧（Mepronil）、達滅克敏（Pyraclostrobin+Dimethomorph）、賽座滅（Cyazofamid）、錳乃浦（Maneb）、甲基鋅乃浦（Propineb）、免得爛（Metiram）、鋅錳乃浦（Mancozeb）、四氯異苯腈（Chlorothalonil）、鋅錳克絕（Mancozeb+Cymoxanil）、鋅錳右滅達樂（Mancozeb+Metalaxyl-M）、鋅錳滅達樂（Mancozeb+Metalaxyl）、鹼性氯氧化銅（Copper oxychloride）、松香酯銅（CITCOP）、嘉賜銅（Kasugamycin+Copper oxychloride）、保粒黴素（甲）（Polyoxins）、本達樂（Benalaxyl）

3. **除草劑**：拉草（Alachlor）、大芬滅（Diphenamid）、伏寄普（Fluazifop-p-butyl）、施得圃（Pendimethalin）、固殺草（Glufosinate-ammonium）

4. **其他藥劑**：毆殺滅（Oxamyl）、福賽絕（Fosthiazate）、滅線蟲（DCIP）、芬滅松（Fenamiphos）、氟速芬（Fluensulfone）、氟派瑞（Fluopyram）、益收生長素溶液（Ethephon）、番茄美素（Cloxyfonac sodium salt）、番茄生長素（4-CPA）、移植生長素（NAA）

甜椒

1. **殺蟲劑與殺蟎劑**：賜派滅、達特南、貝賽益達胺、納乃得、芬化利、硫敵克、鮎澤蘇力菌 NB-200、佈飛百滅寧、佈飛賽滅寧、剋安勃、賽滅寧、克凡派、乃力松、因滅汀、賜諾特、賽洛寧、賜諾殺、福化利、益達胺、貝他－賽扶寧、佈飛松、阿巴汀、馬拉松、諾伐隆、可芬諾、白克松、加福松、覆滅蟎、速殺氟、可尼丁、百利普芬、賽果培、亞滅培、達特南、賽速安、二福隆、賽滅淨、賜滅芬、芬普蟎、畢達本、密滅汀、必芬蟎、芬殺蟎、賽芬蟎（Cyflumetofen)、畢芬寧、百滅寧（Permethrin）、新殺蟎（Bromopropylate）

2. **殺菌劑**：蓋棘木黴菌 ICC080/012、氟比拔克、亞托敏、達滅芬、免得克敏、鹼性氯氧化銅、依得利、撲滅寧、福多寧、克收欣、邁克尼、派美尼、賽普護汰寧、依普同、待克利、氫氧化銅、液化澱粉芽孢桿菌 PMB01、普拔克、達滅脫定、凡殺克絕、安美速、曼普胺、氟殺克敏、腈硫醌、三氟得克利、百克敏、白克列、礦物油、液化澱粉芽孢桿菌 YCMA1、維利黴素、三元硫酸銅、賽福座、普克利（Propiconazole）、四克利、三氟派瑞、嘉賜銅
3. **除草劑**：固殺草、普拔草（Propaquizafop）、伏寄普、施得圃
4. **其他藥劑**：毆殺滅、氟速芬

茄子

1. **殺蟲劑與殺蟎劑**：賜派滅、達特南、貝賽益達胺、納乃得、芬化利、硫敵克、鮎澤蘇力菌 NB-200、佈飛百滅寧、佈飛賽滅寧、剋安勃、賽滅寧、克凡派、乃力松、因滅汀、賜諾特、賽洛寧、賜諾殺、福化利、益達胺、貝他－賽扶寧、佈飛松、阿巴汀、馬拉松、諾伐隆、可芬諾、白克松、加福松、覆滅蟎、速殺氟、可尼丁、百利普芬、賽果培、亞滅培、達特南、賽速安、二福隆、賽滅淨、賜滅芬、芬普蟎、畢達本、密滅汀、必芬蟎、芬殺蟎、畢芬寧、第滅寧、百滅寧、芬佈賜、依殺蟎、賽速洛寧（Thiamethoxam+lambda-Cyhalothrin）、伽瑪賽洛寧（gamma-Cyhalothrin）、丁基加保扶（Carbosulfan）、滅賜克（Methiocarb）、必芬松（Pyridaphenthion）、克凡洛寧（Cholrfenapyr+lambda-Cyhalothrin）
2. **殺菌劑**：蓋棘木黴菌 ICC080/012、氟比拔克、亞托敏、達滅芬、免得克敏、鹼性氯氧化銅、依得利、撲滅寧、福多寧、克收欣、邁克尼、派美尼、賽普護汰寧、依普同、待克利、氫氧化銅、液化澱粉芽孢桿菌 PMB01、普拔克、達滅脫定、凡殺克絕、安美速、曼普胺、氟殺克敏、腈硫醌、三氟得克利、百克敏、白克列、礦物油、液化澱粉芽孢桿菌 YCMA1、維利黴素、三元硫酸銅、滅普寧、四克利、賽福座
3. **除草劑**：伏寄普、固殺草
4. **其他藥劑**：毆殺滅、氟速芬

金針花

1. **殺蟲劑與殺蟎劑**：畢芬寧、馬拉松、第滅寧、達特南、賽速安、益達胺、賽洛寧、芬化利、硫敵克、賽滅寧、因滅汀、乃力松、二福隆、佈飛百滅寧、可芬諾、納乃得、剋安勃、克凡派、百滅寧、賜諾特、賜諾殺、覆滅蟎、亞滅培
2. **殺菌劑**：鋅錳乃浦、腈硫醌、蓋棘木黴菌 ICC080/012、免得克敏、達滅脫定、氟比拔克、鹼性氯氧化銅、普拔克、亞托敏、百克敏、三氟敏（Trifloxystrobin）、菲克利（Hexaconazole）
3. **除草劑**：伏寄普、施得圃、固殺草
4. **其他藥劑**：毆殺滅

香辛植物及其他草本植物

蓮花、野薑花

及百合花、玫瑰、蘭花、茉莉花等可入菜花卉

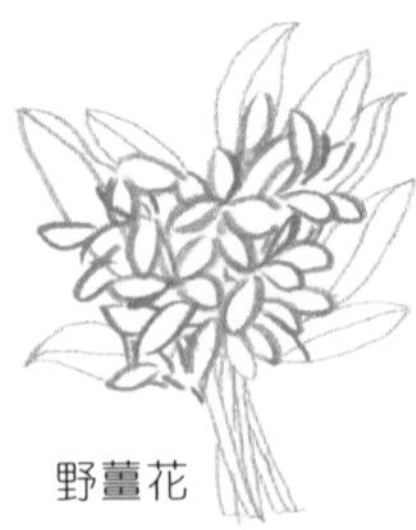
野薑花

擔心指數
- 系統型 ❤♡♡
- 接觸型 ❤♡♡

認識作物

近年來愈來愈多以花卉入菜的創意，在各地方推廣觀光發展之際，野薑花、蓮花等料理已成為當地飲食的特色，如野薑花粽子、蓮花餐等。

但並不是所有花卉都可以入菜，食用花卉有一定的規範，衛生福利部原本已公告採用《食用花卉衛生標準》，後來整併至《農藥殘留容許量標準》中，歸類於「香辛植物及其他草本植物」的分群中，並進行衛生標準的管理。（金針花、洛神葵食用方

式，並非只是點綴，而是整朵花都吃下去，較類似於果菜類。因此，此類食用花的清洗說明，請詳閱本書第一二〇頁〈番茄、甜椒、茄子及辣椒、枸杞、野茄等茄科，秋葵、洛神葵、金針花等花果菜類〉一文。）

另外，香辛植物及其他草本植物也涵蓋了許多被歸類於藥食兩用的中藥材，這些藥食兩用的香辛植物，常用於日常食用的滷味、麻辣鍋，或是冬令進補時添加的食材，例如常見的八角、小茴香、砂仁等。

這樣洗才乾淨

沖洗

花朵非常細緻，無法用刷子清洗，必須溫柔地捧到水龍頭底下，以較小的水流，從各個方向沖洗。

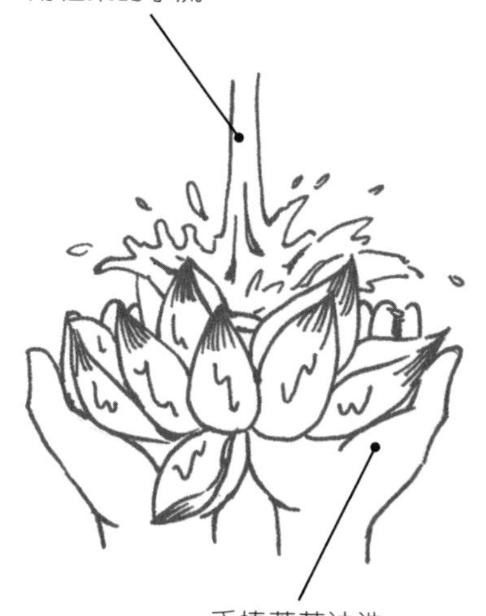

浸泡

置於水盆中以清水浸泡，並偶爾以手攪動，數分鐘後將水瀝乾，再加入清水，重複浸泡→攪動→換水的步驟數次，這個方法除了可以洗掉附著的農藥，對於清除可能殘留的二氧化硫等添加物也有效。而用於五香調味料或是進補用的中藥材，也可以用這種方式浸泡；若是購買時藥材已包裹在棉布袋中，則整包置於水龍頭下以水流沖洗，可將乾燥過程中沉降在上面的灰塵等汙物沖去。

農藥如何殘留

系統型藥劑

這個分類群組食用的部位有葉、莖、根、花、種子等等，系統型藥劑殘留的部位不易區分，而系統型藥劑主要是經由植物吸收後在植株內分布，所以在此分類群組中，就將其視為在食用部位的內部。

接觸型藥劑

接觸型藥劑施用後在植物表面分布，因此主要分布在植株的外部，在這分類群組中有些種子或花卉，受到種皮或花萼的保護，並未暴露在外；至於葉部附著接觸型藥劑的機會，又大於莖部及根部，很難判斷殘留最多的部位。所以在這分類群組中，將食用部位的外表，視為接觸型藥劑可能附著的位置。

合法使用農藥種類

食用花類在植物保護資訊系統中所推薦合法使用農藥主成分如下：

蓮花

1. **殺蟲劑與殺蟎劑**：亞滅培（Acetamiprid）、蘇力菌（*Bacillus thuringiensis*）、益達胺（Imidacloprid）、貝他-賽扶寧（beta-Cyfluthrin）、芬化利（Fenvalerate）、硫敵克（Thiodicarb）、納乃得（Methomyl）、可芬諾（Chromafenozide）、賜諾特（Spinetoram）、覆滅蟎（Formetanate）、馬拉松（Malathion）、陶斯松（Chlorpyrifos）、賽扶寧（Cyfluthrin）
2. **殺菌劑**：無
3. **除草劑**：無
4. **其他藥劑**：無

野薑花

1. **殺蟲劑與殺蟎劑**：亞滅培、蘇力菌、益達胺、芬化利、硫敵克、覆滅蟎、賜諾殺（Spinosad）、第滅寧（Deltamethrin）
2. **殺菌劑**：派美尼（Pyrimethanil）、三元硫酸銅（Tribasic coppersulfate）
3. **除草劑**：無
4. **其他藥劑**：無

瓜菜類

小黃瓜、苦瓜、絲瓜

及南瓜、冬瓜、越瓜、櫛瓜、扁蒲、佛手瓜、大黃瓜等瓜菜類

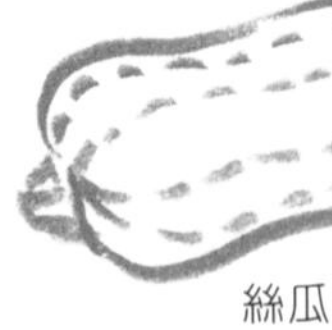
絲瓜

擔心指數

系統型	♥♥♡
接觸型	♥♥♥

認識作物

瓜菜類種類很多，如小黃瓜、冬瓜、南瓜、扁蒲、夏南瓜、隼人瓜、絲瓜、越瓜及苦瓜等等。雖然同屬瓜類作物，但有的必須經過加熱烹調，有的常做生食；有的要去皮食用，有的則不用去皮。

大部分瓜菜類作物屬於連續採收作物，收穫期較長，果實成熟速度不同，如有些瓜果已成熟，有些則仍在開花或是幼果期，不可能同時採收，因此若有施用農藥，很難全部都在安

全採收期內採收。連續採收作物在病蟲害防治上有實務性的困難，也常聽聞農藥殘留檢驗不合格的事件，所以除了食用前的清洗工作很重要外，能去皮的就盡量去皮食用比較好。

這樣洗才乾淨

貯放

瓜菜類具有耐貯放的特性，依不同作物的狀況將其置於通風涼爽的室溫下數日，可以降解系統型農藥殘留。雖然瓜果較耐貯放，但仍要注意保持蔬果的鮮度，避免發生腐敗。

刷洗

食用前先以清水沖洗。將蒂頭朝下，以清水沖洗至尾端後，用軟毛刷仔細刷洗，尤

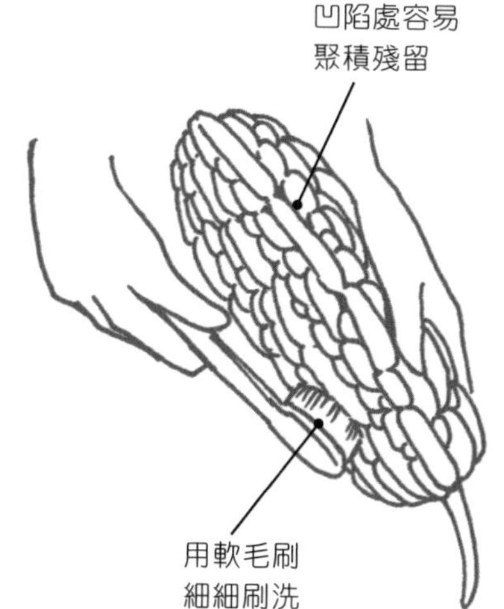

其是表面有突起或凹陷的蔬菜，如苦瓜、小黃瓜等。

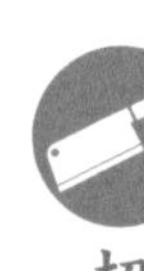

切除 清洗乾淨後，如有蒂頭部分則切除，如小黃瓜、苦瓜的兩端。

去皮 必須去皮食用的，去皮前切記要先將表皮沖洗乾淨，以免在削皮或切片過程中，把附著在瓜果表面的農藥、微生物，經由刀具沾染到果肉。特別是外表不平或多細毛的瓜果，更容易沾附農藥，一定要清洗、去皮後食用。

農藥如何殘留

● 系統型藥劑

瓜菜類作物是食用果實部位，植物在養分輸送與累積過程裡，同時也會把許多藥劑往果實中傳送，因此系統型藥劑在瓜菜類作物裡殘留情形也很普遍。這是因為瓜類通常較為碩大，生長期很長，較大型的瓜雖可能對吸收進去的農藥會有稀釋效應，但長時間的累積下，可能會聚積更多樣的藥劑，如果使用的系統型藥劑消退時間稍長，就會有殘留的情形出現。

● 接觸型藥劑

瓜菜類大部分需要去皮食用，接觸型藥劑被攝入體內的機會很少。不過，還是有少部分的瓜菜類作物是帶皮食用，如小黃瓜、苦瓜。尤其是小黃瓜，常在颱風季節價格大漲，造成農民搶收，這種狀況下可能會因消退時間不足，而造成藥劑的殘留。

合法使用農藥種類

作物群組為瓜類，植物保護資訊系統中所推薦合法使用農藥主成分如下：

小黃瓜

1. **殺蟲劑與殺蟎劑**：芬化利（Fenvalerate）、納乃得（Methomyl）、因滅汀（Emamectin benzoate）、剋安勃（Chlorantraniliprole）、賽洛寧（lambda-Cyhalothrin）、佈飛松（Profenofos）、賜諾特（Spinetoram）、賜諾殺（Spinosad）、賜派滅（Spirotetramat）、第滅寧（Deltamethrin）、亞滅培（Acetamiprid）、益達胺（Imidacloprid）、賽速安（Thiamethoxam）、氟尼胺（Flonicamid）、派滅淨（Pymetrozine）、速殺氟（Sulfoxaflor）、布芬淨（Buprofezin）、可尼丁（Clothianidin）、第滅寧（Deltamethrin）、百利普芬（Pyriproxyfen）、達特南（Dinotefuran）、加保利（Carbaryl）、克蠅香（4-(p-acetoxyphenyl)-2-butanone+Methyl eugenol）、克蠅（4-(p-acetoxyphenyl)-2-butanone）、馬拉松（Malathion）、賽滅淨（Cyromazine）、密滅汀（Milbemectin）、芬普蟎（Fenpyroximate）、硫敵克（Thiodicarb）、賽滅寧（Cypermethrin）、乃力松（Naled）、克凡派（Chlorfenapyr）、二福隆（Diflubenzuron）、氟芬隆（Flufenoxuron）、覆滅蟎（Formetanate）、芬殺蟎（Fenazaquin）、亞醌蟎（Acequinocyl）
2. **殺菌劑**：蓋棘木黴菌ICC080/012（*Trichoderma gamsii* ICC080+*Trichoderma asperellum* ICC012）、依得利（Etridiazole）、免得克敏（Metiram+Pyraclostrobin）、鹼氯氫氧銅（Copper oxychloride+Copper hydroxide）、四氯托敏（Azoxystrobin+Chlorothalonil）、達滅克絕

（Cymoxanil+Dimethomorph）、四氯異苯腈（Chlorothalonil）、百克敏（Pyraclostrobin）、待克利（Difenoconazole）、保粒黴素（甲）（Polyoxins）、達滅芬（Dimethomorph）、氟比拔克（Fluopicolide+Propamocarb hydrochloride）、安美速（Amisulbrom）、鋅錳座賽胺（Mancozeb+Zoxamide）、枯草桿菌Y1336（*Bacillus subtilis* Y1336）、賽座滅（Cyazofamid）、亞托敏（Azoxystrobin）、甲鋅毆殺斯（Propineb+Oxadixyl）、四氯賽得（Fosetyl-aluminium+Chlorothalonil）、錳乃浦（Maneb）、硫酸快得寧（Basic copper sulfate+Oxine-copper）、鋅錳右滅達樂（Mancozeb+Metalaxyl-M）、鋅錳滅達樂（Mancozeb+Metalaxyl）、波爾多（Bordeaux mixture）、福賽快得寧（Fosetyl-aluminium+Oxine-copper）、快得寧（Oxine-copper）、快得滅達樂（Oxine-copper+Metalaxyl）、普拔克（Propamocarb hydrochloride）、三元硫酸銅（Tribasic copper sulfate）、免得爛（Metiram）、達滅克敏（Pyraclostrobin+Dimethomorph）、凡殺克絕（Famoxadone+Cymoxanil）、殺紋依得利（Etridiazole+Hymexazol）、殺紋寧（Hymexazol）、三氟派瑞（Fluopyram+Trifloxystrobin）、三氟得克利（Trifloxystrobin+Tebuconazole）、四氯保淨（Chlorothalonil+Thiophanate-methyl）、右滅達樂（Metalaxyl-M）、得克利（Tebuconazole）、賽福芬胺（Cyflufenamid+Triflumizole）、礦物油（Petroleum oils）、白克列（Boscalid）、碳酸氫鉀（Potassium hydrogen carbonate）、賽福座（Triflumizole）、依瑞莫（Ethirimol）、布瑞莫（Bupirimate）、芬瑞莫（Fenarimol）、硫酸銅（Copper sulfate）、快諾芬（Quinoxyfen）、賽普洛（Cyprodinil）、四克利（Tetraconazole）、克收欣（Kresoxim-methyl）、依滅列（Imazalil）、克熱淨（烷苯磺酸鹽）（Iminoctadine tris (albesilate)）、滅芬農（Metrafenone）、三氟敏（Trifloxystrobin）、保粒黴素（丁）（Polyoxorim）、撲滅寧（Procymidone）、保粒保淨（Polyoxins+Thiophanate-methyl）、甲基多保淨（Thiophanate-methyl）、銅快得寧（Copper hydroxide+Oxine-copper）、腈硫醌銅（Dithianon+Copper oxychloride）、嘉賜銅（Kasugamycin+Copper oxychloride）、免得克絕（Metiram+Cymoxanil）、氟殺克敏（Fluxapyroxad+Pyraclostrobin）、腈硫醌（Dithianon）、白列克收欣（Boscalid+Kresoxim-methyl）、亞派占（Isopyrazam）、三得芬（Tridemorph）、蟎離丹（Chinomethionat）、邁克尼（Myclobutanil）、護汰芬（Flutriafol）、達滅脫定（Ametoctradin+Dimethomorph）、曼普胺（Mandipropamid）、液化澱粉芽孢桿菌 PMB01（*Bacillus amyloliquefaciens* PMB01）、氟殺待克利（Fluxapyroxad+Difenoconazole）、平克座（Penconazole）、菲克利（Hexaconazole）、三泰芬（Triadimefon）

3. **除草劑**：固殺草（Glufosinate-ammonium）、鈉得爛（Naptalam）、施得圃（Pendimethalin）
4. **其他藥劑**：果收生長素（Sodium nitrophenol+Sodium dinitrophenol+Sodium nitroguaiacol）、氟派瑞（Fluopyram）、毆殺滅（Oxamyl）、氟速芬（Fluensulfone）、斜紋夜蛾費洛蒙（Sex pheromones of *Spondoptera litura*）

苦瓜

1. **殺蟲劑與殺蟎劑**：同上〈小黃瓜〉
2. **殺菌劑**：蓋棘木黴菌 ICC080/012、依得利、免得克敏、鹼氯氫氧銅、四氯托敏、達滅克絕、四氯異苯腈、百克敏、待克利、保粒黴素（甲）、達滅芬、氟比拔克、安美速、鋅錳座賽胺、枯草桿菌 Y1336、賽座滅、亞托敏、甲鋅毆殺斯、四氯賽得、錳乃浦、硫酸快得寧、鋅錳右滅達樂、鋅錳滅達樂、波爾多、福賽快得寧、快得寧、快得滅達樂、普拔克、三元硫酸銅、免得爛、達滅克敏、凡殺克絕、殺紋依得利、殺紋寧、三氟派瑞、三氟得克利、四氯保淨、右滅達樂、得克利、賽福芬胺、礦物油、白克列、碳酸氫鉀、賽福座、依瑞莫、布瑞莫、芬瑞莫、硫酸銅、快諾芬、賽普洛、四克利、克收欣、依滅列、克熱淨（烷苯磺酸鹽）、滅芬農、三氟敏、保粒黴素（丁）、撲滅寧、保粒保淨、甲基多保淨、銅快得寧、腈硫醌銅、嘉賜銅、免得克絕、氟殺克敏、腈硫醌、白列克收欣、亞派占、三得芬、蟎離丹、邁克尼、護汰芬

3. **除草劑**：施得圃、固殺草
4. **其他藥劑**：氟派瑞、毆殺滅、氟速芬、斜紋夜蛾費洛蒙

南瓜

1. **殺蟲劑與殺蟎劑**：芬化利、納乃得、因滅汀、剋安勃、賽洛寧、佈飛松、賜諾特、賜諾殺、賜派滅、第滅寧、亞滅培、益達胺、賽速安、氟尼胺、派滅淨、速殺氟、布芬淨、可尼丁、第滅寧、百利普芬、達特南、加保利、克蠅香、克蠅、馬拉松、賽滅淨、密滅汀、芬普蟎、硫敵克、賽滅寧、乃力松、克凡派、二福隆、氟芬隆、覆滅蟎、芬殺蟎、亞醌蟎、可芬諾（Chromafenozide）
2. **殺菌劑**：同上〈苦瓜〉
3. **除草劑**：無
4. **其他藥劑**：萘乙酸鈉（NAA-sodium）、氟派瑞、毆殺滅、氟速芬、斜紋夜蛾費洛蒙

絲瓜

1. **殺蟲劑與殺蟎劑**：同上〈南瓜〉和百滅寧（Permethrin）
2. **殺菌劑**：蓋棘木黴菌 ICC080/012、依得利、免得克敏、鹼氯氫氧銅、四氯托敏、達滅克絕、四氯異苯腈、百克敏、待克利、保粒黴素（甲）、達滅芬、氟比拔克、安美速、鋅錳座賽胺、枯草桿菌 Y1336、賽座滅、亞托敏、甲鋅毆殺斯、四氯賽得、錳乃浦、硫酸快得寧、鋅錳右滅達樂、鋅錳滅達樂、波爾多、福賽快得寧、快得寧、快得滅達樂、普拔克、三元硫酸銅、免得爛、達滅克敏、凡殺克絕、殺紋依得利、殺紋寧、三氟派瑞、三氟得克利、四氯保淨、右滅達樂、得克利、賽福芬胺、礦物油、白克列、碳酸氫鉀、賽福座、依瑞莫、布瑞莫、芬瑞莫、硫酸銅、快諾芬、賽普洛、四克利、克收欣、依滅列、克熱淨（烷苯磺酸鹽）、滅芬農、三氟敏、保粒黴素（丁）、撲滅寧、保粒保淨、甲基多保淨、銅快得寧、腈硫醌銅、嘉賜銅、免得克絕、氟殺克敏、腈硫醌、白列克收欣、亞派占、三得芬、蟎離丹、邁克尼、護汰芬、液化澱粉芽孢桿菌 PMB01
3. **除草劑**：施得圃、固殺草
4. **其他藥劑**：氟派瑞、毆殺滅、氟速芬、斜紋夜蛾費洛蒙

冬瓜

1. **殺蟲劑與殺蟎劑**：同上〈絲瓜〉
2. **殺菌劑**：同上〈苦瓜〉
3. **除草劑**：無
4. **其他藥劑**：氟派瑞、毆殺滅、氟速芬、斜紋夜蛾費洛蒙

豆菜類

毛豆、皇帝豆

及青豆、蠶豆、鷹嘴豆、花豆等去莢後食用的豆仁

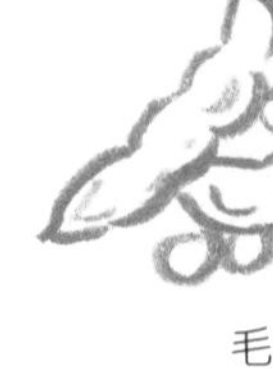
毛豆

擔心指數
系統型 ♥♥♥
接觸型 ♥♡♡

認識作物

豆菜類是以收穫豆莢或豆子為食材的蔬菜。部分豆菜類屬於連續採收作物，如同瓜菜類的小黃瓜一樣，栽培時在同一株作物上，同時會有已經成熟可採收的豆莢及尚在成長的豆莢，還有一些才正開花授粉。簡單的說，就是可以採收的部分和不能採收的部分同時存在。

在採收時，若農民未能有效的管理農藥噴灑，已成熟可採收的部分就會暴露於農藥中，容易導致農藥殘留

超標。市面上豆類蔬菜有去豆莢食用與不去莢食用的，通常去莢食用的在農藥風險上較低。本篇則針對去莢食用的豆仁，說明農藥殘留狀況與清洗的方法。

這樣洗才乾淨

沖洗

將豆菜放入盆中，注入流動的水蓋過，並用手攪動，讓豆子在盆中透過水流清洗，其間視情況將水瀝乾，再重複接水↓攪動清洗↓瀝乾的動作數次。

浸泡

以清水浸泡約二十至三十分鐘，浸泡過程中，大約十分鐘換水一次。

加熱

由於許多豆菜上有一層較厚的種皮，用水在短時間內其實無法將裡面的系統型農藥浸泡出來，此時可利用加熱方式促進其消散。方法是將浸泡後的豆子瀝去水分，放入鍋中，另外加清水，以微火加熱；水溫熱數分鐘後，不必等到水滾，即可取出瀝乾料理。

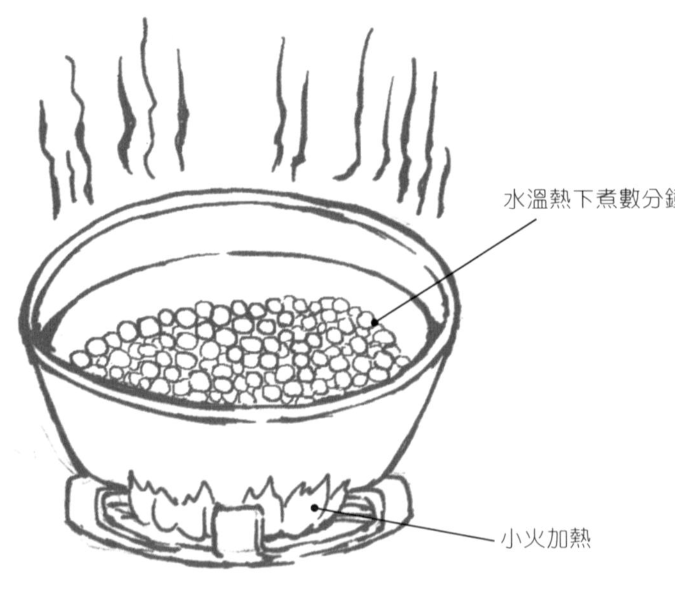

農藥如何殘留

系統型藥劑

瓜、果、豆菜是三種代表性的連續採收作物，若用藥稍微不慎，農藥殘留的情形就很容易發生。而去豆莢食用的豆菜類，接觸型藥劑在外莢部分已經除去，因此以清洗系統型藥劑為主。

接觸型藥劑

由於去豆莢食用，接觸型藥劑的殘留機會很少。

合法使用農藥種類

作物群組為豆菜類，植物保護資訊系統中所推薦合法使用農藥主成分如下：

毛豆

1. **殺蟲劑及殺蟎劑**：賜派滅（Spirotetramat）、賽洛寧（lambda-Cyhalothrin）、賜諾特（Spinetoram）、亞滅培（Acetamiprid）、佈飛松（Profenofos）、賜諾殺（Spinosad)、納乃得（Methomyl）、鮎澤蘇力菌 NB-200（Bacillus thuringiensis subsp.aizawai strain NB-200）、硫敵克（Thiodicarb）、芬化利（Fenvalerate）、佈飛百滅寧（Profenofos+Permethrin）、剋安勃（Chlorantraniliprole）、第滅寧（Deltamethrin）、賽滅淨（Cyromazine）、福瑞松（Phorate）、畢芬寧（Bifenthrin）、二福隆（Diflubenzuron）、乃力松（Naled）、因滅汀（Emamectin benzoate）、克凡派（Chlorfenapyr）、賽速安勃（Thiamethoxam+Chlorantraniliprole）、馬拉松（Malathion）、益達胺（Imidacloprid）、福化利（tau-Fluvalinate）、亞滅培（Acetamiprid）、貝他－賽扶寧（beta-Cyfluthrin）、賽速安（Thiamethoxam）、可尼丁（Clothianidin）、派滅淨（Pymetrozine）、畢達本（Pyridaben）、美氟綜（Metaflumizone）、可芬諾（Chromafenozide）、阿巴汀（Abamectin）、因得克（Indoxacarb）、速殺氟（Sulfoxaflor）、達特南（Dinotefuran）、密滅汀（Milbemectin）
2. **殺菌劑**：平克座（Penconazole）、白克列（Boscalid）、待克利（Difenoconazole）、礦物油（Petroleum oil）、三得芬（Tridemorph）、白列克敏（Pyraclostrobin+Boscalid）、亞托待克利（Azoxystrobin+Difenoconazole）、依得利（Etridiazole）、鹼性氯氧化銅（Copper oxychloride）、松香酯銅（CITCOP）、四氯異苯腈（Chlorothalonil)、百克敏（Pyraclostrobin）、碳酸氫鉀（Potassium hydrogen carbonate）、枯草桿菌 Y1336（*Bacillus subtilis* Y1336）、福多寧（Flutolanil）、氟殺克敏（Fluxapyroxad+Pyraclostrobin）、嘉保信（Oxycarboxin）、賽普護汰寧（Cyprodinil+Fludioxonil）、派美尼（Pyrimethanil）、氟克殺（Fluxapyroxad）、三元硫酸銅（Tribasic copper sulfate）、維利黴素（Validamycin A）、液化澱粉芽孢桿菌 YCMA1（*Bacillus amyloliquefaciens* YCMA1）
3. **除草劑**：施得圃（Pendimethalin）、快伏草（Quizalofop-P-ethyl）
4. **其他藥劑**：斜紋夜蛾費洛蒙（Sex pheromones of *Spondoptera litura*）

皇帝豆

1. **殺蟲劑與殺蟎劑**：祿芬隆（Lufenuron）、阿巴汀、可芬諾、密滅汀、氟尼胺（Flonicamid）、百利普芬（Pyriproxyfen）、克凡派（Chlorfenapyr）
2. **殺菌劑**：達滅芬（Dimethomorph）、普拔克（Propamocarb hydrochloride）、三氟得克利（Trifloxystrobin+Tebuconazole）、邁克尼（Myclobutanil）、白列克敏
3. **除草劑**：可滅蹤（Clomazone）、快伏草、施得圃
4. **其他藥劑**：無

豆菜類

四季豆、豇豆

及豌豆等連莢食用豆類

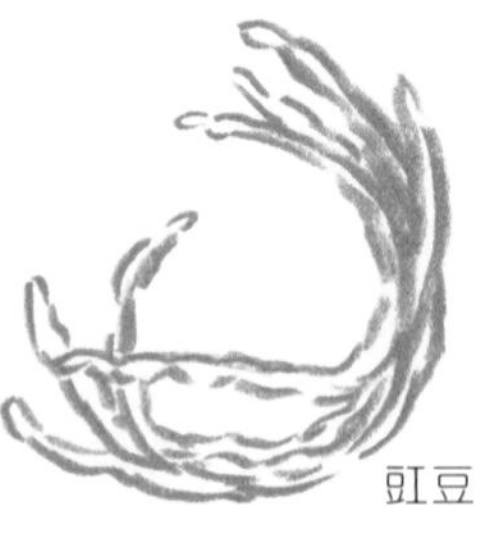
豇豆

擔心指數
系統型 ❤❤❤
接觸型 ❤❤❤

認識作物

豆菜通常都是連續採收，植株上會同時有各種不同成熟度的作物，可以看到成熟豆莢、幼小剛發育的豆莢與才剛開的花朵，實務作業很難掌握施用農藥的時間與間隔，無論是系統型或接觸型農藥，殘留藥劑的機率都很高。

尤其是四季豆與豇豆等豆菜，是連著豆莢一起食用，為了避免農藥殘留的風險，要特別注意清洗。

這樣洗才乾淨

刷洗

水龍頭開啟小水流，將豆菜放在下面沖洗，一面用軟毛刷刷洗豆莢表面，包括兩端與中間筋絲凹陷處，都要仔細刷乾淨。

用軟毛刷刷洗

筋絲凹陷處特別注意刷洗

浸泡

然後將洗好的豆菜放入盆中，以清水浸泡約三十分鐘。在浸泡的過程中，約十分鐘要換水一次。

剝除

去除兩端蒂頭，如有筋絲也一併撕下。需要切段的豆菜，如豇豆等，留到最後再切，才不會被汙染。

加熱

將豆菜入鍋，放入清水加熱數分鐘，讓豆菜在溫熱的水中發散殘留藥劑，不用等到水滾，就可取出瀝乾。

農藥如何殘留

• 系統型藥劑

瓜、果、豆菜是三種代表性的連續採收作物，不論是系統型藥劑或接觸型藥劑，若用藥稍有不慎，就很容易會發生農藥殘留。

● 接觸型藥劑

豆菜類作物因為是連續採收，農藥殘留的機率一向不低，其中連豆莢一起食用的豆菜類，更是需要多加注意。尤其大部分的豆莢是朝下生長，而農藥噴施後會慢慢流動，聚集在豆莢下部尖端處，最好清洗後摘除。

合法使用農藥種類

作物群組為豆菜類，植物保護資訊系統中所推薦合法使用農藥主成分如下：

四季豆

1. **殺蟲劑及殺蟎劑：**賜派滅（Spirotetramat）、賽洛寧（lambda-Cyhalothrin）、賜諾特（Spinetoram）、亞滅培（Acetamiprid）、佈飛松（Profenofos）、賜諾殺（Spinosad)、納乃得（Methomyl）、蘇力菌 NB-200（*Bacillus thuringiensis* subsp.aizawai strain NB-200）、硫敵克（Thiodicarb）、芬化利（Fenvalerate）、佈飛百滅寧（Profenofos+Permethrin）、剋安勃（Chlorantraniliprole）、第滅寧（Deltamethrin）、賽滅淨（Cyromazine）、福瑞松（Phorate）、畢芬寧（Bifenthrin）、二福隆（Diflubenzuron）、乃力松（Naled）、因滅汀（Emamectin benzoate）、克凡派（Chlorfenapyr）、賽速安勃（Thiamethoxam+Chlorantraniliprole）、馬拉松（Malathion）、益達胺（Imidacloprid）、福化利（tau-Fluvalinate）、亞滅培（Acetamiprid）、貝他－賽扶寧（beta-Cyfluthrin）、賽速安（Thiamethoxam）、可尼丁（Clothianidin）、派滅淨（Pymetrozine）、畢達本（Pyridaben）、新殺蟎（Bromopropylate）、百滅寧（Permethrin）、速殺氟（Sulfoxaflor）、祿芬隆（Lufenuron）、阿巴汀（Abamectin）、可芬諾（Chromafenozide）、加保利（Carbaryl）、氟尼胺（Flonicamid）、達特南

（Dinotefuran）、百利普芬（Pyriproxyfen）、密滅汀（Milbemectin）

2. **殺菌劑**：平克座（Penconazole）、白克列（Boscalid）、撲滅寧（Procymidone）、待克利（Difenoconazole）、礦物油（Petroleum oil）、三得芬（Tridemorph）、白列克敏（Pyraclostrobin+Boscalid）、亞托待克利（Azoxystrobin+Difenoconazole）、鋅錳乃浦（Mancozeb）、三得寧（Tridemorph+Triforine）、依得利（Etridiazole）、鹼性氯氧化銅（Copper oxychloride）、松香酯銅（CITCOP）、四氯異苯腈（Chlorothalonil)、百克敏（Pyraclostrobin）、碳酸氫鉀（Potassium hydrogen carbonate）、枯草桿菌 Y1336（*Bacillus subtilis* Y1336）、福多寧（Flutolanil）、氟殺克敏（Fluxapyroxad+Pyraclostrobin）、待克利（Difenoconazole）、嘉保信（Oxycarboxin）、賽普護汰寧（Cyprodinil+Fludioxonil）、派美尼（Pyrimethanil）、氟克殺（Fluxapyroxad）、三元硫酸銅（Tribasic copper sulfate）、維利黴素（Validamycin A）、液化澱粉芽孢桿菌 YCMA1（*Bacillus amyloliquefaciens* YCMA1）、達滅芬（Dimethomorph）、普拔克（Propamocarb hydrochloride）、三氟得克利（Trifloxystrobin+Tebuconazole）、邁克尼（Myclobutanil）
3. **除草劑**：施得圃（Pendimethalin）、可滅蹤（Clomazone）、快伏草（Quizalofop-P-ethyl）
4. **其他藥劑**：無

豇豆

1. **殺蟲劑及殺蟎劑**：同上〈四季豆〉
2. **殺菌劑**：平克座、白克列、撲滅寧、待克利、礦物油、三得芬、白列克敏、亞托待克利、依得利、鹼性氯氧化銅、松香酯銅、四氯異苯腈、百克敏、碳酸氫鉀、枯草桿菌 Y1336、福多寧、氟殺克敏、嘉保信、賽普護汰寧、派美尼、氟克殺、三元硫酸銅、維利黴素、液化澱粉芽孢桿菌 YCMA1、達滅芬、普拔克、三氟得克利、邁克尼、三泰隆（Triadimenol）
3. **除草劑**：施得圃、亞喜芬（Acifluorfen）、可滅蹤、本達亞喜芬（Bentazon+Acifluorfen）、伏寄普（Fluazifop-P-butyl）、快伏草／ 4. **其他藥劑**：無

豌豆

1. **殺蟲劑及殺蟎劑**：賜派滅、賽洛寧、賜諾特、亞滅培、佈飛松、賜諾殺、納乃得、鮎澤蘇力菌 NB-200、硫敵克、芬化利、佈飛百滅寧、剋安勃、第滅寧、賽滅淨、福瑞松、畢芬寧、二福隆、乃力松、因滅汀、克凡派、賽速安勃、馬拉松、益達胺、福化利、亞滅培、貝他－賽扶寧、賽速安、可尼丁、達特南、派滅淨、畢達本、加保利、祿芬隆、阿巴汀、可芬諾、速殺氟、百利普芬、氟尼胺、密滅汀、新殺蟎、百滅寧、甜菜夜蛾核多角體病毒（*Spodoptera exigua* nucleopolyhedrovirus）、
2. **殺菌劑**：平克座、白克列、撲滅寧、待克利、礦物油、三得芬、白列克敏、亞托待克利、依得利、鹼性氯氧化銅、松香酯銅、四氯異苯腈、百克敏、礦物油、 碳酸氫鉀、枯草桿菌 Y1336、福多寧、氟殺克敏、嘉保信、賽普護汰寧、派美尼、氟克殺、三元硫酸銅、維利黴素、液化澱粉芽孢桿菌 YCMA1、普拔克、達滅芬、三氟得克利、三泰隆、邁克尼、脫克松（Tolclofos-methyl）、枯草桿菌（*Bacillus subtilis*）、三泰隆（Triadimenol）
3. **除草劑**：施得圃、可滅蹤、快伏草／ 4. **其他藥劑**：無

芽菜類

黃豆芽、綠豆芽
及蘿蔔嬰、苜蓿芽、豌豆嬰等芽菜類

黃豆芽

擔心指數
系統型 ♡♡♡
接觸型 ♥♡♡

認識作物

芽菜類泛指以種子發芽後所長出幼芽為食材的蔬菜，最常見的如豆芽菜。由此類的延伸作物中即可發現，芽菜類其實不侷限於豆科，除了綠豆和黃豆外，其他禾本科、十字花科，例如小麥、蕎麥、蘿蔔等，均可培育成芽菜食用。

其中有部分是食用尚未綠化的幼芽，如黃豆芽、綠豆芽；或是已經開始綠化的幼苗，如小麥草、苜蓿芽、豌豆嬰及蘿蔔嬰等。

由於植物幼苗成長期生長勢旺盛，普遍具有較強的植物酵素活性及較高的營養成分，而豆科更是含有豐富的植物性蛋白質，所以芽菜又被視為對健康有幫助的農產品。

臺灣在颱風季節後，田間農作收穫受損，常造成菜價大漲，許多民眾在蔬菜供應短缺、菜價上漲時，亦會以芽菜替代葉菜類。

由於芽菜生長期短，培育過程幾乎不需使用肥料、農藥等化學藥劑，加上培育方法簡單、生長快速，環境要求也不高，在市場上有許多套裝設備販售，提供消費者在家中自行孵育，甚至還有書籍教民眾自行在家栽種的方法。

其實無論是否為自行培育的芽菜，幾乎都不需要擔心農藥殘留問題，但基於保存需要，部分芽菜使用的種子會以藥劑殺菌，因此食用前也必須清洗。

這樣洗才乾淨

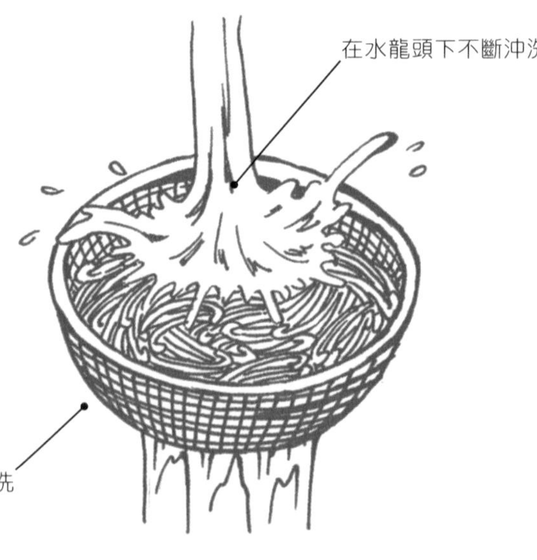

沖洗

由於部分芽菜細小，難以個別清洗，建議置於網狀洗菜籃中，在水龍頭下沖洗數分鐘，且沖洗時要輕輕翻動。

像這樣的清洗方式，對於部分植物生長調節劑，或是常見的漂白用添加劑，如亞硫酸鹽等，都有很好的清除效果。

農藥如何殘留

● 系統型藥劑

　　芽菜的生長期短，基本上並不需要施用農藥。雖然坊間有傳言部分芽菜的培育過程，會使用植物生長調節劑，但是從政府各單位的抽驗結果中，並未發現芽菜類作物有此類藥劑的殘留。

● 接觸型藥劑

　　目前芽菜的栽培應該是農藥使用情況最少的。但是在市場上販售芽菜時，商販所擺放的位置或方式都有可能讓芽菜受到汙染，因此買回去後仍必須清洗再食用。

● 合法使用農藥種類

　　植物保護資訊系統中無芽菜類合法使用農藥。

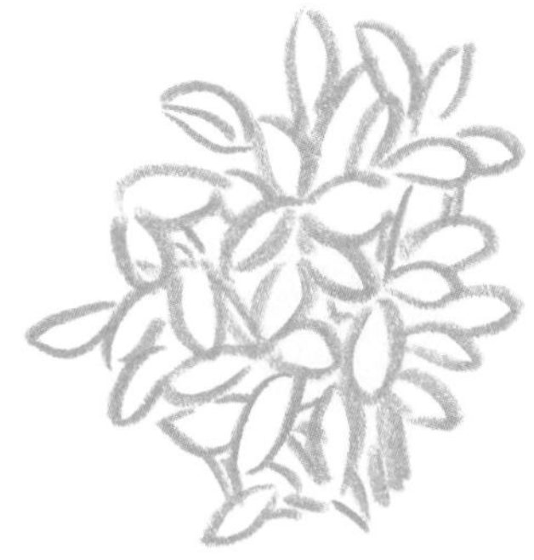

根莖菜類

胡蘿蔔、蘿蔔

及山葵、瑞典蕪菁等十字花科根莖類蔬菜

蘿蔔

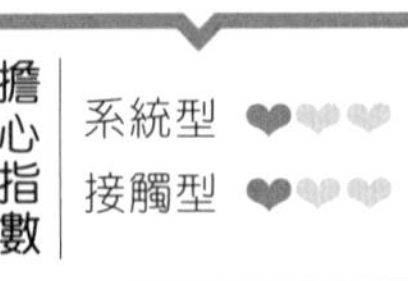

認識作物

十字花科根菜類作物以根為食用部分，其最大特色是大多生長於土壤中，而這類蔬菜的根部也是植物養分的儲存位置。在病蟲害防治技術上，部分與十字花科小葉菜類的方法相似，差別只在收成的是地上部分或地下部分而已。另外，胡蘿蔔雖不是十字花科，其外型、生長型態都和蘿蔔相似，也以相同的方法清洗，在此一併說明。

而蘿蔔的食用除了地下的肉質根外，也有人食用地面上的蘿蔔葉，蘿

蔔葉的清洗方式可以參考第一〇三頁〈小白菜、青江菜、菠菜……等葉面較大的葉菜類〉一文。

這樣洗才乾淨

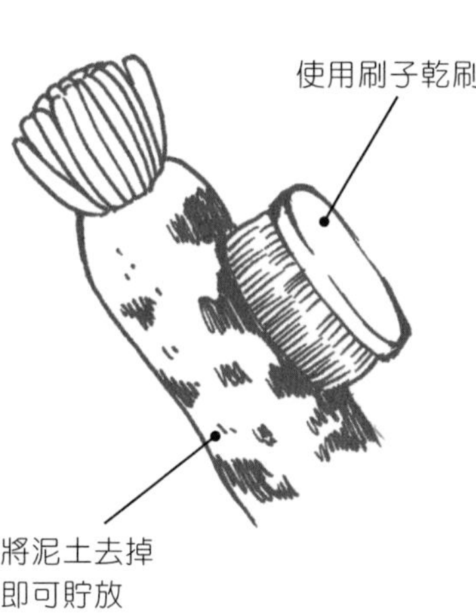

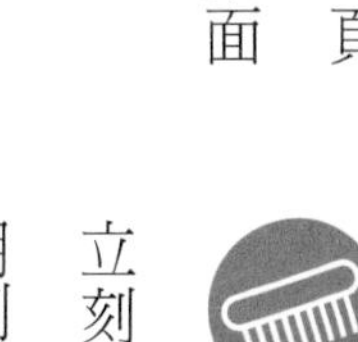

乾刷 根莖類蔬菜買回後，表面可能帶有土壤，如不立刻食用，先不要用水洗，可輕拍或用刷子刷除。

貯放 胡蘿蔔、蘿蔔在常溫下很耐放，在涼爽通風的地方放三天，可以促進農藥降解。

刷洗 食用前在流動的水下仔細刷洗表皮，由於根莖類作物的表皮通常較厚，可在沖洗同時用刷子刷乾淨。

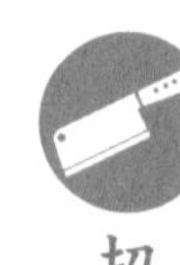

切除

將蒂頭切掉，去皮，切成料理用的大小，就可以開始烹煮了。

農藥如何殘留

● 系統型藥劑

系統型藥劑是經由作物吸收後，轉移至植株其他部位發揮防治作用，而根莖菜群組的作物取食部分，剛好是養分儲存的位置，容易有來自其他部位的農藥移動與累積。但由於地下根莖是養分儲存處，體積通常較為膨大，所以藥劑殘留會被稀釋。

而有些施用於土壤，直接利用根部吸收發揮作用的藥劑，因根部吸收後還會移動至其他部分，殘留情形並不會特別嚴重。

● 接觸型藥劑

如果食用部分是位於土壤下，不太容易會有接觸型農藥殘留，但蘿蔔頂端的短莖與葉暴露在土壤外，在噴施接觸型藥劑時，液體會由葉部向下流動，容易在莖部殘留。此外，如果是食用蘿蔔葉的話，也會有接觸型藥劑的殘留。

合法使用農藥種類

作物群組為根莖菜類，植物保護資訊系統中所推薦合法使用農藥主成分如下：

胡蘿蔔

1. **殺蟲劑及殺蟎劑**：丁基加保扶（Carbosulfan）、加保扶（Carbofuran）、克凡派（Chlorfenapyr）、蘇力菌（*Bacillus thuringiensis*）、賽洛寧（lambda-Cyhalothrin）、芬化利（Fenvalerate）、硫敵克（Thiodicarb）、乃力松（Naled）、二福隆（Diflubenzuron）、納乃得（Methomyl）、賽滅寧（Cypermethrin）、剋安勃（Chlorantraniliprole）、佈飛百滅寧（Profenofos+Permethrin）、培丹（Cartap hydrochloride）、亞滅培（Acetamiprid）、達特南（Dinotefuran）、賽速安（Thiamethoxam）、第滅寧（Deltamethrin）
2. **殺菌劑**：克收欣（Kresoxim-methyl）、三泰隆（Triadimenol）、賽福寧（Triforine）、礦物油（Petroleum oil）、福多寧（Flutolanil）、滅普寧（Mepronil）、撲滅寧（Procymidone）、氟比拔克（Fluopicolide+Propamocarb hydrochloride）、賽座滅（Cyazofamid）、達滅芬（Dimethomorph）、氟殺克敏（Fluxapyroxad+Pyraclostrobin）、待克利（Difenoconazole）、百克敏（Pyraclostrobin）、三氟得克利（Trifloxystrobin+Tebuconazole）、液化澱粉芽孢桿菌 YCMA1（*Bacillus amyloliquefaciens* YCMA1）
3. **除草劑**：伏寄普（Fluazifop-P-butyl）、施得圃（Pendimethalin）
4. **其他藥劑**：芬滅松（Fenamiphos）

蘿蔔

1. **殺蟲劑及殺蟎劑**：納乃得、賽滅寧、二福隆、剋安勃、賽洛寧、芬化利、亞滅培、培丹、賽速安、汰芬隆（Diafenthiuron）、速殺氟（Sulfoxaflor)、益達胺（Imidacloprid）、佈飛松（Profenofos）、鮎澤蘇力菌 NB-200（*Bacillus thuringiensis* subsp.aizawai strain NB-200）
2. **殺菌劑**：撲滅寧、氟殺克敏、三氟得克利、氟克殺（Fluxapyroxad）、液化澱粉芽孢桿菌 PMB01（*Bacillus amyloliquefaciens* PMB01）、白列克敏（Pyraclostrobin+Boscalid）
3. **除草劑**：施得圃
4. **其他藥劑**：無

根莖菜類

馬鈴薯、地瓜

及芋頭、山藥、牛蒡等其他地下根莖類

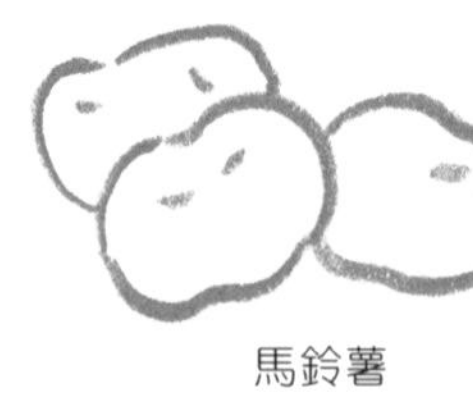
馬鈴薯

擔心指數
系統型 ❤♡♡
接觸型 ♡♡♡

認識作物

地下根莖類作物最大特色是食用部位大部分生長於土壤中，而芋頭、蓮藕則生長在水底的淤泥裡。

由於此群組作物食用部分大都長在地下，在市場上購買時，還看得到上面沾了泥土，消費者在食用前都會特別仔細清洗或去皮，所以在烹煮時就已將大部分農藥殘留去除了。

這樣洗才乾淨

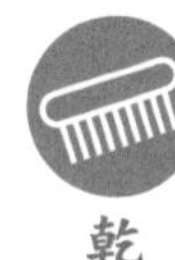

乾刷

帶有土壤的地下根莖類作物，在貯放前不要用水沖洗，用輕拍的方式讓土壤掉落，或是使用乾毛刷，以不傷及表皮的力量刷除。

貯放

在室溫下放置三天。貯放時須注意各類作物耐貯放的程度不同，務必要保持鮮度，避免發芽、變質或腐敗，而影響到食用的安全。

刷洗

食用前以流動的水仔細沖洗表面。根莖類作物的表皮通常比較厚，用刷子刷洗會更有效率。

切除

如有蒂頭則切掉，然後去皮，切成料理用的大小，比較不會沾染。

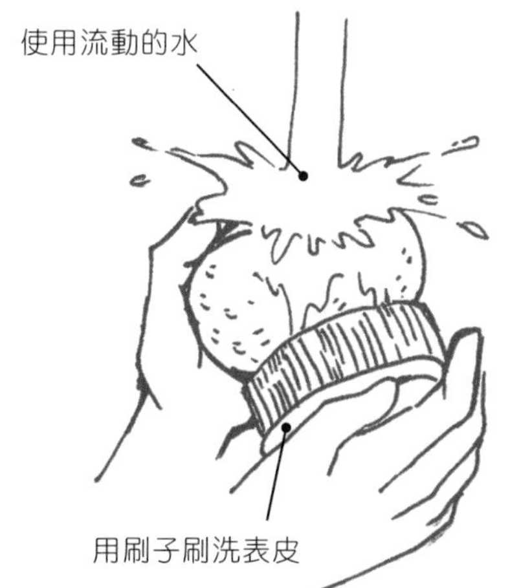

農藥如何殘留

● 系統型藥劑

系統型藥劑經由作物吸收後，轉移至植株其他部位發揮防治作用，而馬鈴薯、地瓜取食的部分，剛好是養分儲存的位置，容易有來自其他部位的農藥移動與累積。但地下根莖體積通常較為壯碩，所以藥劑殘留會被稀釋。而有些施用於土壤，直接利用根部吸收發揮作用的藥劑，因為根部吸收後還會移動至其他部分，殘留情形並不會特別嚴重。

● 接觸型藥劑

接觸型藥劑不太容易殘留在根莖菜類作物上，主要是大部分根莖菜類作物都埋在土裡，即使噴施接觸型藥劑後，藥劑自葉部流滴到土壤，也因為土壤的黏粒及有機質等會吸著農藥，埋在土裡的地下根莖類，較不容易發生接觸型農藥殘留。

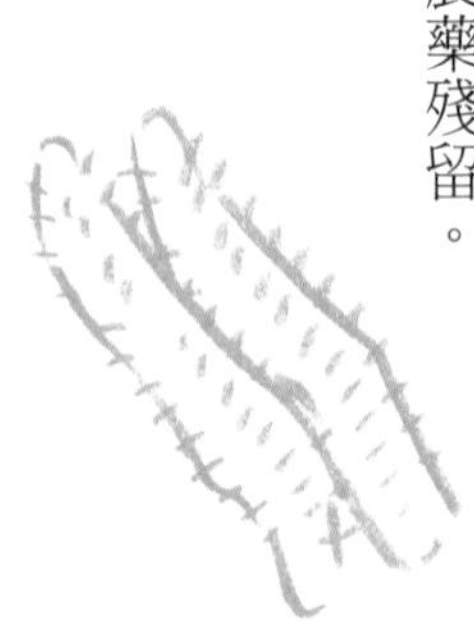

五穀雜糧類 葉菜類 花果瓜菜類 豆菜芽菜類 根莖類 菇類 水果類 其他

合法使用農藥種類

作物群組為根莖菜類，植物保護資訊系統所推薦合法使用農藥主成分如下：

馬鈴薯

1. **殺蟲劑及殺蟎劑：**硫伐隆（Thiofanox）、芬化利（Fenvalerate）、加福松（Isoxathion）、賽洛寧（lambda-Cyhalothrin）、硫敵克（Thiodicarb）、賜派滅（Spirotetramat）、達特南（Dinotefuran)、鮎澤蘇力菌 NB-200（*Bacillus thuringiensis* subsp.aizawai strain NB-200）、貝賽益達胺（Beta-cyfluthrin+Imidacloprid）、納乃得（Methomyl）、佈飛百滅寧（Profenofos+Permethrin）、佈飛賽滅寧（Profenofos+Cypermethrin）、剋安勃（Chlorantraniliprole）、賽滅寧（Cypermethrin）、克凡派（Chlorfenapyr）、乃力松（Naled）、因滅汀（Emamectin benzoate）、賜諾特（Spinetoram）、賜諾殺（Spinosad）、福化利（tau-Fluvalinate）、益達胺（Imidacloprid）、貝他－賽扶寧（beta-Cyfluthrin）、佈飛松（Profenofos）、阿巴汀（Abamectin）、二福隆（Diflubenzuron）、亞滅培（Acetamiprid）、速殺氟（Sulfoxaflor）、培丹（Cartap hydrochloride）、覆滅蟎（Formetanate）、賜滅芬（Spiromesifen）、芬普蟎（Fenpyroximate）
2. **殺菌劑：**氟比拔克（Fluopicolide+Propamocarb hydrochloride）、錳乃浦（Maneb）、達滅克敏（Pyraclostrobin+Dimethomorph）、亞托敏（Azoxystrobin）、鋅錳右滅達樂（Mancozeb+Metalaxyl-M）、鋅錳滅達樂（Mancozeb+Metalaxyl）、鹼性氯氧化銅（Copper oxychloride）、凡殺克絕（Famoxadone+Cymoxanil）、達滅芬（Dimethomorph）、鋅錳毆殺斯（Mancozeb+Oxadixyl）、4－4式波爾多液（Bordeaux mixture）、氫氧化銅（Cupric hydr-oxide）、四氯異苯腈（Chlorothalonil）、甲基鋅乃浦（Propineb）、免得爛（Metiram）、鋅錳乃浦（Mancozeb）、三元硫酸銅（Tribasic copper sulfate）、白列克敏（Pyraclostrobin +Boscalid）、白克列（Boscalid）、安美速（Amisulbrom）、克收欣（Kresoxim-methyl）、免得克敏（Metiram+Pyraclostrobin）、依得利（Etridiazole）、依普同（Iprodione）、待克利（Difenoconazole）、氟克殺（Fluxapyroxad）、氟殺克敏（Fluxapyroxad+Pyraclostrobin）、派美尼（Pyrimethanil)、曼普胺（Mandipropamid）、液化澱粉芽孢桿菌 PMB01（*Bacillus amyloliquefaciens* PMB01）、液化澱粉芽孢桿菌 YCMA1（*Bacillus amyloliquefaciens* YCMA1）、普拔克（Propamocarb hydrochloride）、滅特座（Metconazole）、達滅脱定（Ametoctradin+Dimethomorph）、福多寧（Flutolanil）、維利黴素（Validamycin A）、蓋棘木黴菌 ICC080/012（*Trichoderma gamsii* ICC080+*Trichoderma asperellum* ICC012）、撲滅寧（Procymidone）
3. **除草劑：**固殺草（Glufosinate-ammonium）、伏寄普（Fluazifop-P-butyl）
4. **其他藥劑：**無

地瓜

1. **殺蟲劑及殺蟎劑：**賽洛寧、納乃得、加保利（Cabaryl）、撲滅松（Fenitrothion）、阿巴汀、達特南、佈飛松、培丹、芬化利、硫敵克、剋安勃、賽滅寧、可芬諾（Chromafenozide）、乃力松、二福隆、佈飛百滅寧、克凡派、賽速安（Thiamethoxam）、益達胺、賜派滅、亞滅培、第滅寧（Deltamethrin）、速殺氟
2. **殺菌劑：**達滅芬、氟殺克敏、福多寧、銅右滅達樂（Copper oxychloride+Metalaxyl-M）、百克敏（Pyraclostrobin）、氟比拔克、菲克利（Hexaconazole）、腐絕（Thiabendazole）
3. **除草劑：**滅草胺（Metazachlor）、施得圃（Pendimethalin）
4. **其他藥劑：**無

莖菜類

洋蔥
及蕗蕎等蔥科莖菜類

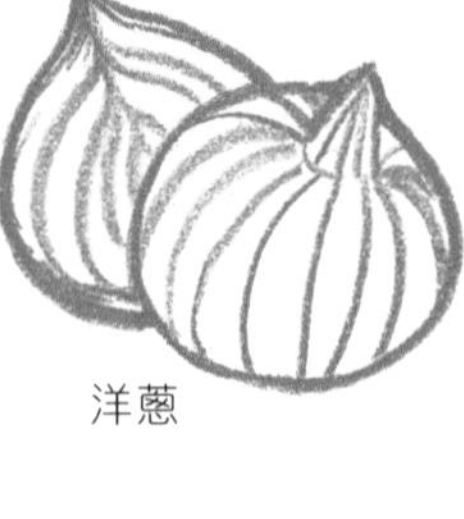
洋蔥

擔心指數
系統型 ♥♡♡
接觸型 ♥♡♡

認識作物

蔥科莖菜類作物以莖為食用部位，也是植物養分的儲存位置，此類農作物的栽培技術及病蟲害防治方式，與蔥科小葉菜類相似。

但其食用的部分生長時多在土壤中，一般消費者在烹煮前都會特別仔細清洗，且大部分會去皮，也因此去除了殘留的接觸型藥劑；而在系統型藥劑方面，由於此群組耐貯放，買回來後可放置在通風處，透過貯放去除殘留藥劑。

這樣洗才乾淨

貯放

洋蔥等莖菜類買回後，將土壤乾刷去除，放在涼爽通風處備用，可消除系統型的農藥殘留。

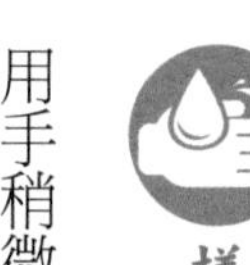

搓洗

食用前，以流動的水將表面仔細沖洗乾淨，並用手稍微搓洗。

剝除

將蒂頭切除、外皮剝去後，用清水沖洗乾淨，才切成料理用的大小。

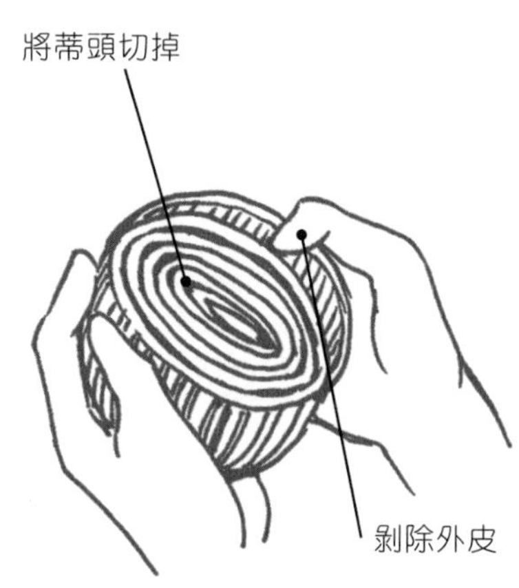

農藥如何殘留

● 系統型藥劑

系統型藥劑是由農作物吸收後，轉移至植株其他部位而發揮作用，洋蔥這類莖菜取食的部分，剛好是養分儲存的位置，其他部位的農藥容易移動、累積至地底下的鱗莖。而施用於土壤，直接利用根部吸收的藥劑，由於根部吸收後會移動至其他部分，其殘留情形並不會特別嚴重。

● 接觸型藥劑

接觸型藥劑不太容易殘留在莖菜類作物上，因大部分莖菜類作物都是埋在土壤中，即使接觸型藥劑流滴到土壤，也因土壤的黏粒及有機質等會吸著農藥，因此土裡的根莖類作物較不容易發生接觸型農藥的殘留。

合法使用農藥種類

作物群組為根莖菜類，植物保護資訊系統所推薦合法使用農藥主成分如下：

洋蔥

1. **殺蟲劑及殺蟎劑**：剋安勃、甜菜夜蛾核多角體病毒、賜諾特、賜諾殺、滅賜克、芬化利、硫敵克、賽滅寧、納乃得、培丹、因得克、二福隆、得芬諾、祿芬隆、可芬諾、因滅汀、克凡派、福化利、賽洛寧、佈飛松、第滅寧、貝他－賽扶寧、益達胺、達特南、速殺氟、賽速安、乃力松、免扶克、護賽寧、賽滅淨、丁基加保扶、亞滅培
2. **殺菌劑**：嘉賜銅、賽普護汰寧、6-6 式波爾多液、四氯異苯腈、依普同、三氟得克利、三氟敏、甲鋅保粒素、白列克敏、多保鏈黴素、百克敏、克收欣、亞托敏、亞托環克座、保粒黴素（甲）、待克利、氟比拔克、氟克殺、液化澱粉芽孢桿菌 YCMA1、普克利、普拔克、菲克利、達滅芬、福多寧、蓋棘木黴菌 ICC080/012、銅右滅達樂、錳乃浦、鏈黴素
3. **除草劑**：施得圃、伏寄普
4. **其他藥劑**：毆殺滅

莖菜類

蘆筍、茭白筍、竹筍

等其他生長在土中的莖菜類

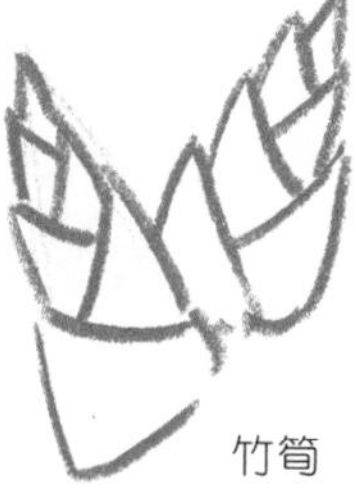
竹筍

擔心指數
系統型 ❤♡♡
接觸型 ❤♡♡

認識作物

根莖類也有口感鮮嫩的作物，例如蘆筍、茭白筍與竹筍等，為幼嫩又壯碩的莖部，通常都在接近土壤或是土壤表層下生長。這些地上莖雖然長在土壤中，但市面上販賣此類農作物時，大多都經過初步的清洗，與切除基部等事先的處理。消費者食用時，也都需要再去皮，接觸型農藥的風險已經降低；而且大多會加熱食用，如汆燙、蒸食，系統型的農藥也能因此消散。

這樣洗才乾淨

刷洗

以流動的水將表面仔細沖洗乾淨，並用軟毛刷刷洗隙縫。

切除

由於在運送過程中，裸露的基底部分可能會受到汙染，因此洗淨後就將基底切去一小段。（如七十一頁切除圖）

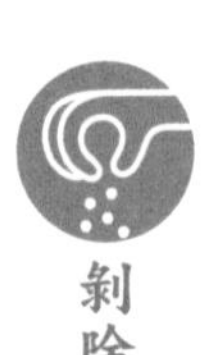

剝除

接著剝去外皮，再用清水沖洗乾淨，才切成料理用大小。

加熱

放入鍋中加水，微火加熱數分鐘（水有熱度即可），取出瀝乾，即完成基本處理。

加熱殺青可以促進系統型農藥消散。

農藥如何殘留

● **系統型藥劑**

由於取食的部位只有嫩莖，系統型農藥吸收後，其他部位可轉移分散農藥，不會過於集中在莖部。

● **接觸型藥劑**

在噴施接觸型藥劑時，有可能由葉部向下流動到莖部，而在莖部殘留，但因為食用時會先去皮，只要注意仔細洗乾淨就可以避免藥劑殘留的風險。

合法使用農藥種類

作物群組為根莖類，植物保護資訊系統中所推薦合法使用農藥主成分如下：

蘆筍

1. **殺蟲劑及殺蟎劑**：蘇力菌、芬化利、賽洛寧、硫敵克、達特南、佈飛松、培丹、可芬諾、納乃得、賽滅寧、剋安勃、克凡派、佈飛百滅寧、二福隆、硫敵克、第滅寧、賜諾特、百滅寧、亞滅培
2. **殺菌劑**：免賴得（Benomyl）、保粒黴素（丁）（Polyoxin D）、腐絕（Thiabendazole）、鋅錳乃浦（Mancozeb）、氟殺克敏（Fluxapyroxad+Pyraclostrobin）
3. **除草劑**：理有龍（Linuron）
4. **其他藥劑**：無

茭白筍

1. **殺蟲劑及殺蟎劑**：益達胺（Imidacloprid）、派滅淨（Pymetrozine）、亞滅培、培丹、撲滅松（Fenitrothion）、益滅松（Phosmet）、滅芬諾（Methoxyfenozide）、速殺氟（Sulfoxaflor）
2. **殺菌劑**：菲克利（Hexaconazole）、依普同（Iprodione）、鋅錳乃浦、錳乃浦（Maneb）、普克利（Propiconazole）
3. **除草劑**：無
4. **其他藥劑**：無

竹筍

1. **殺蟲劑及殺蟎劑**：賽扶寧（Cyfluthrin）、可尼丁（Clothianidin）、依芬寧（Etofenprox）、諾伐隆（Novaluron）、滅芬諾、苦參鹼（Matrine）、納乃得、亞滅培、益達胺、培丹、第滅寧、護賽寧（Flucythrinate）、達特南、賽速安（Thiamethoxam）、速殺氟、撲芬松（Fenvalerate+Fenitrothion）、芬化利、佈飛松
2. **殺菌劑**：溴氯腈（Dibromopro- pionitrile+Trichloroni-troethylene）、邁隆（Dazomet）
3. **除草劑**：無
4. **其他藥劑**：無

蕈菜類

香菇、洋菇、黑木耳

及草菇、白木耳、金針菇、巴西蘑菇、猴頭菇、鮑魚菇、杏鮑菇、秀珍菇等

香菇

擔心指數
系統型 ❤♡♡
接觸型 ❤♡♡

認識作物

菇蕈類（俗稱菇類）本身為真菌類，加上菇類作物栽培技術進步，許多都在環境控制條件下進行培養，因此很多消費者以為菇類作物種植時不需使用農藥。其實種植菇類作物時，為維持環境及避免雜菌生長，還是需要許多農藥的協助。以洋菇為例，主要有腦菌（*Diehliomyces microspores*）、褐痘病（*Mycogone perniciosa*）、白黴病（*Cladobotryum variospermum*）等雜菌。因此並非菇類作物就無須施用

農藥。

在種植菇類作物的過程中，初期是菌絲生長期，經過一段較長時間培育後，就開始出菇收成。由於收成期間是陸續採集的，廣義來說，其實也是一種連續採收型作物。

新鮮菇類作物不耐貯放，一般即使在冷藏環境下也只能放置數日，所以通常會建議在最新鮮的時候就食用完畢。

菇類作物的取食部分是子實體，也就是包括蕈柄及蕈傘的部分，不論是接觸型或是系統型藥劑的殘留都在這部位，因此烹煮前要針對此食用部分清洗。

這樣洗才乾淨

切除

少數市場上販售的菇類作物會留有基部（如金針菇），在清洗前要先將這部分予以切除。

浸泡

菇類作物的食用部位十分鬆軟，不僅無法刷

洗，也無法以沖洗方式清洗。因此以水盆裝水，將蕈菇浸泡在水中，輕輕地翻動，讓蕈傘正反兩面都能接觸到水，接著在換水後，再重複浸泡↓翻動↓換水數次。

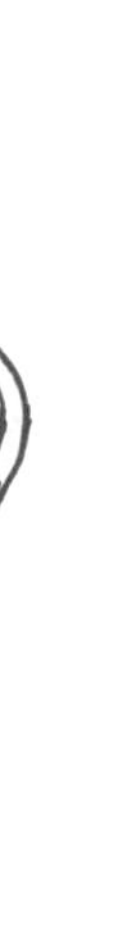

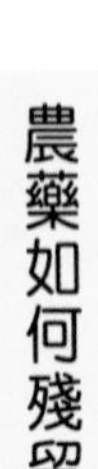

農藥如何殘留

● 系統型藥劑

系統型藥劑主要是針對栽培材料進行處理時的用藥，殘留部位分布在蕈菇全株。

● 接觸型藥劑

接觸型藥劑則部分用於清潔養菇場的環境，可能會經由飛濺等情況發生間接殘留；另一部分是用在蕈菇染病後的處理，這種情形就會直接在蕈傘上殘留。

五穀雜糧類
葉菜類
花果瓜菜類
豆菜芽菜類
根莖類
菇類
水果類
其他

合法使用農藥種類

作物群組為蕈菜類，植物保護資訊系統中所推薦合法使用農藥主成分如下：

香菇

1. **殺蟲劑及殺蟎劑**：無
2. **殺菌劑**：腐絕（Thiabendazole）
3. **除草劑**：無
4. **其他藥劑**：無

洋菇

1. **殺蟲劑及殺蟎劑**：亞烈寧（Allethrin）、馬拉松（Malathion）、除蟲菊精（Pyrethrins）
2. **殺菌劑**：腐絕、免賴得（Benomyl）、貝芬替（Carbendazim）、撲克拉錳（Prochlorate Manganese）
3. **除草劑**：無
4. **其他藥劑**：無

草菇

1. **殺蟲劑及殺蟎劑**：無
2. **殺菌劑**：大克爛（Dicloran）
3. **除草劑**：無
4. **其他藥劑**：無

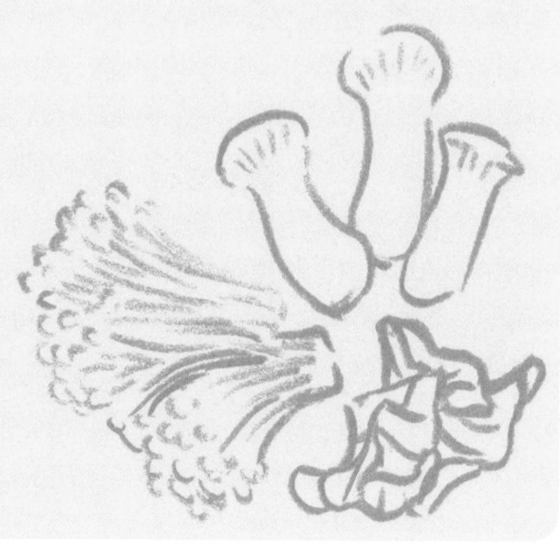

瓜果類

香瓜、西瓜及洋香瓜等瓜果類

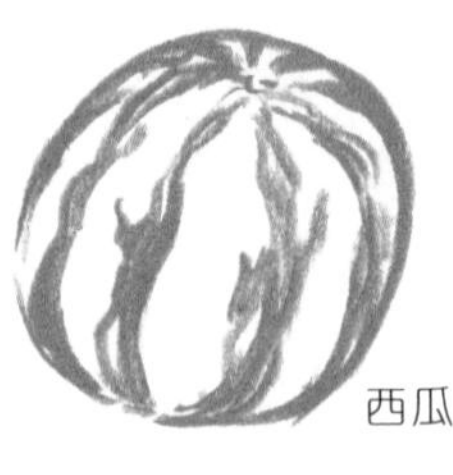
西瓜

擔心指數
系統型 ❤❤♡
接觸型 ❤♡♡

認識作物

瓜類除了做為蔬菜食用之外，也有做為水果食用的作物，如香瓜、西瓜及洋香瓜等。瓜果類大部分去皮食用，只要清洗與去皮，就可以避免接觸型農藥的殘留。而系統型的藥劑，則可利用瓜果類較耐貯放的特性，多放兩三天再食用，即可降解。

另外，部分網路傳言說瓜果會用打針或是打點滴的方式，注入各種奇奇怪怪的藥劑，這種說法並無根據，種植在田間的瓜果，如果插入針孔，更容易腐敗。況且，打針或打點滴的人力成本，遠大於這類瓜類作物的獲利，農民們並不需要使用這種怪異的做法。

這樣洗才乾淨

貯放

置於通風涼爽的室溫下數日。但瓜果雖然較耐貯放，仍要留意保持鮮度，避免發生腐敗的情形，否則反而會影響食用風味與安全。

搓洗

食用前以流動的清水沖洗表皮，同時用手搓洗乾淨，尤其是頭尾蒂頭部分。

切除

切除蒂頭，然後去皮，或者將果肉切出食用。

使用流動的水沖
洗蒂頭部分
用手搓洗整個表面

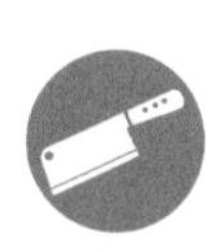

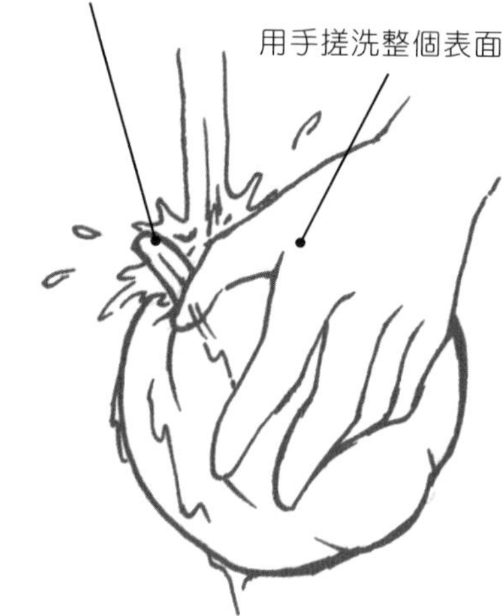

農藥如何殘留

系統型藥劑

瓜果類作物取食的部位是果實，在養分輸送與累積過程裡，難免會把許多植物保護藥劑往果實傳送，因此系統型藥劑在瓜果類作物裡殘留情形也很普遍，但因為瓜果的果實通常較為碩大，對吸收進去裡面的農藥會有稀釋效應。

不過由於瓜果生長期長，在長時間累積下，也可能會有更多樣藥劑的累積。如果農民使用的系統型藥劑消退時間稍長，就會有農藥殘留的情形出現了。

接觸型藥劑

採收果實的作物類，通常為保障收穫部位的品質，會施用接觸型的藥劑，並常是直接噴施在收成部位，殘留的機會很大，但瓜果類因大部分需要去皮食用，食用時被吃到的機會並不多。

合法使用農藥種類

作物群組為瓜類，植物保護資訊系統中所推薦合法使用農藥主成分如下：

香瓜

1. **殺蟲劑及殺蟎劑**：芬化利（Fenvalerate）、納乃得（Methomyl）、佈飛松（Profenofos）、因滅汀（Emamectin benzoate）、剋安勃（Chlorantraniliprole）、賽洛寧（lambda-Cyhalothrin）、賜諾特（Spinetoram）、賜諾殺（Spinosad）、賜派滅（Spirotetramat）、第滅寧（Deltamethrin）、亞滅培（Acetamiprid）、益達胺（Imidacloprid）、賽速安（Thiamethoxam）、氟尼胺（Flonicamid）、派滅淨（Pymetrozine）、速殺氟（Sulfoxaflor）、布芬淨（Buprofezin）、可尼丁（Clothianidin）、百利普芬（Pyriproxyfen）、達特南（Dinotefuran）、加保利（Carbaryl）、克蠅香（4-(p-acetoxyphenyl)-2-butanone+Methyl eugenol）、克蠅（4-(p-acetoxyphenyl)-2-butanone）、馬拉松（Malathion）、賽滅淨（Cyromazine）、密滅汀（Milbemectin）、芬普蟎（Fenpyroximate）、畢芬寧（Bifenthrin）、賽滅寧（Cypermethrin）、克凡派（Chlorfenapyr）、氟芬隆（Flufenoxuron）、貝他－賽扶寧（beta-Cyfluthrin）、覆滅蟎（Formetanate）、福化利（tau-Fluvalinate）、繫米蝨（Vamidothion+MIPC+BPMC）、丁基加保扶（Carbosulfan）、滅賜克（Methiocarb）、賽速洛寧（Thiamethoxam+lambda-Cyhalothrin）、六伏隆（Hexaflumuron）、阿巴汀（Abamectin）、賽果培（Thiacloprid）、必芬蟎（Bifenazate）、亞醌蟎（Acequinocyl）、芬殺蟎（Fenazaquin）、克芬蟎（Clofentezine）、依殺蟎（Etoxazole）
2. **殺菌劑**：蓋棘木黴菌 ICC080/012（*Trichoderma gamsii* ICC080+*Trichoderma asperellum* ICC012）、依得利（Etridiazole）、免得克敏（Metiram+Pyraclostrobin）、鹼氯氫氧銅（Copper oxychloride+Copper hydroxide）、四氯托敏（Azoxystrobin+Chlorothalonil）、達滅克絕（Cymoxanil+Dimethomorph）、四氯異苯腈（Chlorothalonil）、百克敏（Pyraclostrobin）、待克利（Difenoconazole）、保粒黴素（甲）（Polyoxins）、達滅芬（Dimethomorph）、氟比拔克（Fluopicolide+Propamocarb hydrochloride）、安美速（Amisulbrom）、鋅錳座賽胺（Mancozeb+Zoxamide）、枯草桿菌 Y1336（*Bacillus subtilis* Y1336）、賽座滅（Cyazofamid）、亞托敏（Azoxystrobin）、甲鋅毆殺斯（Propineb+Oxadixyl）、四氯賽得（Fosetyl-aluminium+Chlorothalonil）、錳乃浦（Maneb）、硫酸快得寧（Basic copper sulfate+Oxine-copper）、鋅錳右滅達樂（Mancozeb+Metalaxyl-M）、鋅錳滅達樂（Mancozeb+Metalaxyl）、波爾多（Bordeaux mixture）、福賽快得寧（Fosetyl-aluminium+Oxine-copper）、快得寧（Oxine-copper）、快得滅達樂（Oxine-copper+Metalaxyl）、普拔克（Propamocarb hydrochloride）、三元硫酸銅（Tribasic copper sulfate）、免得爛（Metiram）、達滅克敏（Pyraclostrobin+Dimethomorph）、凡殺克絕（Famoxadone+Cymoxanil）、殺紋依得利（Etridiazole+Hymexazol）、殺紋寧（Hymexazol）、三氟派瑞（Fluopyram+Trifloxystrobin）、三氟得克利（Trifloxystrobin+Tebuconazole）、四氯保淨（Chlorothalonil+Thiophanate-methyl）、右滅達樂（Metalaxyl-M）、得克利（Tebuconazole）、賽福芬胺（Cyflufenamid+Triflumizole）、礦物油（Petroleum oils）、白克列（Boscalid）、碳酸氫鉀（Potassium hydrogen carbonate）、賽福座（Triflumizole）、依瑞莫（Ethirimol）、布瑞莫（Bupirimate）、芬瑞莫（Fenarimol）、硫酸銅（Copper sulfate）、快諾芬（Quinoxyfen）、賽普洛（Cyprodinil）、四克利（Tetraconazole）、克收欣（Kresoxim-methyl）、依滅列（Imazalil）、克熱

淨（烷苯磺酸鹽）（Iminoctadine tris (albesilate)）、滅芬農（Metrafenone）、三氟敏（Trifloxystrobin）、保粒黴素（丁）（Polyoxorim）、撲滅寧（Procymidone）、保粒保淨（Polyoxins+Thiophanate-methyl）、甲基多保淨（Thiophanate-methyl）、銅快得寧（Copper hydroxide+Oxine-copper）、貝芬撲克拉（Carbendazim+Prochloraz）、白列克敏（Pyraclostrobin+Boscalid）、貝芬寧（Carbendazim+Triforine）、撲克拉錳（Prochlorate manganese）、護矽得（Flusilazole）、脫克松（Tolclofos methyl）、溴氯腈（Dibromopropionitrile+Trichloroni-troethylene）、貝芬錳（Carbendazim+Maneb）、克絕波爾多（Cymoxanil+Bordeaux mixture）、福賽得（Fosetyl-aluminium）、銅本達樂（Copper oxychloride+Benalaxyl）、銅合腐絕（Copper hydroxide+Thiabendazole）、銅錳乃浦（Copper sulfate+Maneb）、鋅錳克絕（Mancozeb+Cymoxanil）、甲基鋅乃浦（Propineb）、貝芬待克利（Carbendazim+Difenoconazole）、亞托待克利（Azoxystrobin+Difenoconazole）、賓得克利（Pencycuron+Tebuconazole）、撲克拉（Prochloraz）、甲鋅保淨（Propineb+Thiophanate-methyl）、貝芬得（Carbendazim+Metiram）、氟殺克敏（Fluxapyroxad+Pyraclostrobin）、白列克收欣（Boscalid+Kresoxim-methyl）、三泰芬（Triadimefon）、三泰隆（Triadimenol）、白粉松（Pyrazophos）、免賴得（Benomyl）、硫免賴得（Sulfur+Benomyl）、蟎離丹（Chinomethionat）、平克座（Penconazole）、核胺光動素（Riboflavin+DL-methionine+Copper sulfate）、賽福保淨（Triflumizole+Thiophanate-methyl）、邁克尼（Myclobutanil）、達克利（Diniconazole）、賽普待克利（Cyprodinil+Difenoconazole）、亞派占（Isopyrazam）、液化澱粉芽孢桿菌 PMB01（*Bacillus amyloliquefaciens* PMB01）

3. **除草劑**：固殺草（Glufosinate-ammonium）、環殺草（Cycloxydim）、快伏草（Quizalofop-P-ethyl）、伏寄普（Fluazifop-P-butyl）、比達寧（Butralin）
4. **其他藥劑**：斜紋夜蛾費洛蒙（Sex pheromones of *Spondoptera litura*）、氟派瑞（Fluopyram）、氟速芬（Fluensulfone）、福賽絕（Fosthiazate）、普伏松（Ethoprophos）、托福松（Terbufos）、托福毆殺滅（Terbufos+Oxamyl）、芬滅松（Fenamiphos）、毆殺滅（Oxamyl）

西瓜

1. **殺蟲劑及殺蟎劑**：同上〈香瓜〉
2. **殺菌劑**：同上〈香瓜〉和曼普胺（Mandipropamid）
3. **除草劑**：同上〈香瓜〉
4. **其他藥劑**：同上〈香瓜〉

柑桔類

橘子、柳丁

及桶柑、葡萄柚、文旦柚、檸檬等柑桔類水果

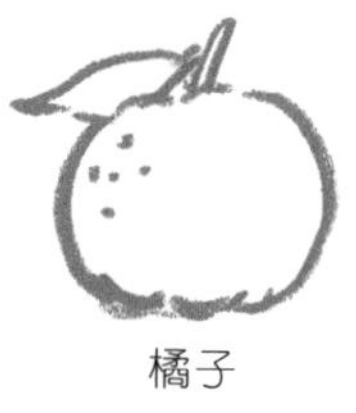
橘子

擔心指數
系統型 ❤♡♡
接觸型 ❤❤♡

認識作物

柑桔類作物是臺灣重要的果樹，幾乎全年都能看到柑桔類的農產品在市場上販售。食用的方式也十分多樣，有的適合新鮮食用，有的可以榨成果汁，有的加工做成蜜餞或製成果醬，甚至有入菜的吃法，果皮還被炮製成中藥使用。一般柑桔類水果都耐貯放，像檸檬、柚子，即使較不耐貯放的桶柑、椪柑也可以放上好幾天。

通常作物約八分熟即進行採收，採收後會做短期的貯放，而貯放時會

五穀雜糧類 葉菜類 花果瓜菜類 豆菜芽菜類 根莖類 菇類 水果類 其他

先進行防腐處理，這也是此類作物除了在田間施用農藥防治病蟲害以外，另外一個使用到農藥的時機。

柑桔類農產品可利用貯放的方法，讓殘留在果實內的系統型藥劑分解，但需要先了解個別作物耐貯放的時間長短。在臺灣的氣候條件下，以常溫存放即可，但必須注意濕度，太乾果皮會皺縮，太濕則容易膨皮或被黴菌侵害而發生腐爛的情形。適宜的濕度及通風，可幫助柑桔類作物的果皮蒸散一些水分，讓果皮軟硬適中且較有彈性，以提供更佳的保護。另外，像橘子、文旦柚等，在較長時間的貯放後，反而風味變得更好。

這樣洗才乾淨

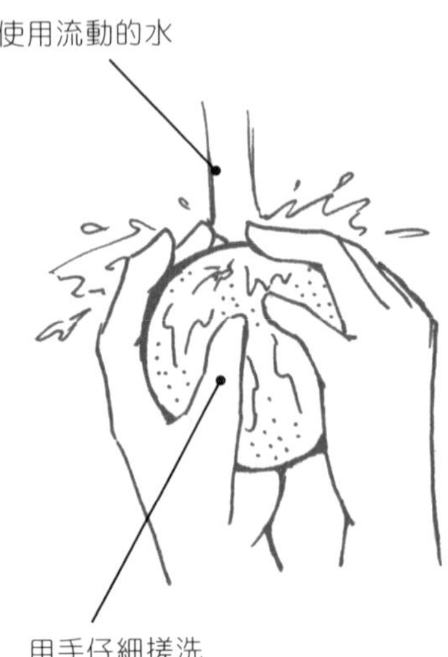

貯放

市場上購買時，攤商都會以塑膠袋包裝，方便攜帶。回家後應盡速取出，放置於陰涼通風處，兩三天後再食用，避免在原塑膠袋內存放。

沖洗

用大量清水沖洗果實表皮，接著剝皮食用。為了避免剝皮時，雙手沾附果皮上的農藥或其他汙染物，剝完果皮後，應將手洗乾淨再取食果肉。

農藥如何殘留

● 系統型藥劑

柑桔類植株較大，系統型藥劑被作物吸收後會散布全株，殘留在果實上的量極微小。加上從採收到消費者食用前，通常會有一段貯放過程，比較不用擔心系統型藥劑殘留的情形。

● 接觸型藥劑

接觸型藥劑會殘留在果實表皮，除了田間施用農藥外，採收後貯放前的處理，農民也會以農藥來保鮮。因此，在食用前需要小心處理外皮的藥劑殘留。

合法使用農藥種類

作物群組為柑桔類，植物保護資訊系統中所推薦合法使用農藥主成分如下：

橘子、柳丁

1. **殺蟲劑及殺蟎劑**：大滅松（Dimethoate）、硫滅松（Thiometon）、馬拉松（Malathion）、丁基加保扶（Carbosulfan）、布芬淨（Buprofezin）、百利普芬（Pyriproxyfen）、納得護賽寧（Methomyl+Flucythrinate）、礦物油（Petroleum oils）、加福松（Isoxathion）、加保利（Carbaryl）、賜諾特（Spinetoram）、芬諾克（Fenoxycarb）、佈飛賽滅寧（Profenofos+Cypermethrin）、福隆納乃得（Diflubenzuron+Methomyl）、賽洛寧（lambda-Cyhalothrin）、免扶克（Benfuracarb）、畢芬寧（Bifenthrin）、益滅賽寧（Phosmet+Cypermethrin）、納得亞滅寧（Methomyl+alpha-Cypermethrin）、護賽寧（Flucythrinate）、益滅松（Phosmet）、培丹（Cartap hydrochloride）、納乃得（Methomyl）、歐殺滅（Oxamyl）、芬化利（Fenvalerate）、芬殺松（Fenthion）、三氯松（Trichlorfon）、賜派芬（Spirodiclofen）、得芬瑞（Tebufenpyrad）、礦物油（Petroleum oil）、依殺蟎（Etoxazole）、密滅汀（Milbemectin）、芬普歐蟎多（Fenpyroximate+Propargite）、畢汰芬（Pyrimidifen）、芬殺蟎（Fenazaquin）、佈賜芬蟎（Clofentezine+Fenbutatin oxide）、芬普蟎（Fenpyroximate）、畢達本（Pyridaben）、合賽多（Hexythiazox）、合賽芬普寧（Fenpropathrin+Hexythiazox）、芬硫克（Fenothiocarb）、芬佈賜（Fenbutatin oxide）、芬普寧（Fenpropathrin）、愛殺松（Ethion）、三亞蟎（Amitraz）、新殺蟎（Bromopropy-late）、蟎離丹（Oxythioquinox）、歐蟎多（Propargite）、克芬蟎（Clofentezine）、新殺福化利（Bromopropylate+tau-Fluvalinate）、汰芬隆（Diafenthiuron）、阿巴汀（Abamectin）、硫黃（Sulfur）、石灰硫黃（Calcium polysulfide）、賽芬蟎（Cyflumetofen）、益達胺（Imidacloprid）、亞滅培（Acetamiprid）、二福隆（Diflubenzuron）、得芬諾（Tebufenozide）、益斯普（Ethiprole）、賜派滅（Spirotetramat）、布芬三亞蟎（Buprofezin+Amitraz）、速殺氟（Sulfoxaflor）、克凡派（Chlorfenapyr）、第滅達胺（Imidacloprid+Deltamethrin）、佈飛松（Profenofos）、覆滅蟎（Formetanate）、達特南（Dinotefuran）、第滅寧（Deltamethrin）、撲滅松（Fenitrothion）、亞醌蟎（Acequinocyl）
2. **殺菌劑**：腐絕（Thiabendazole）、亞托敏（Azoxystrobin）、易胺座（Imibenconazole）、免賴得（Benomyl）、腈硫克敏（Dithianon+Pyraclostrobin）、四氯異苯腈（Chlorothalonil）、腈硫醌（Dithianon）、免得爛（Metiram）、鋅錳乃浦（Mancozeb）、甲基鋅乃浦（Propineb）、維利黴素（Validamycin A）、波爾多（Bordeaux mixture）、氧化亞銅（Cuprous oxide）、嘉賜銅（Kasugamycin+Copper oxychloride）、氫氧化銅（Copper hydroxide）、三氟敏（Trifloxystrobin）、貝芬硫醌（Carbendazim+Dithianon）、三元硫酸銅（Tribasic copper-sulfate）、福賽得（Fosetyl-aluminium）、銅滅達樂、鋅錳右滅達樂、鋅錳滅達樂（Mancozeb+Metalaxyl）、克熱淨（Iminoctadine triacetate）、快得寧（Oxine-copper）、福賽快得寧（Fosetyl-aluminium+Oxine-copper）、甲基多保淨（Thiophanate-methyl）、液化澱粉芽孢桿菌YCMA1（*Bacillus amyloliquefaciens* YCMA1）、賽普護汰寧（Cyprodinil+Fludioxonil）、百克敏（Pyraclostrobin）
3. **除草劑**：伏速隆（Flazasulfuron）、草芬定（Azafenidin）、嘉磷塞（Glyphosate-ammonium）、嘉磷氟氯比（Glyphosate+Fluroxypyr）、固殺草（Glufosinate-ammonium）、嘉磷塞三甲基硫鹽（Glyphosate-trimesium）、嘉磷塞異丙胺鹽（Glyphosate-isopropyl-ammonium）、畢拉草（Bialaphos）、氟氯比（Fluroxypyr）、嘉磷二四地（Glyphosate+2,4-D）、達有龍（Diuron）、克草（Bromacil）、三福林（Trifluralin）、殺芬草（Saflufenacil）、嘉磷派芬草（Pyraflufen-ethyl+Glyphosate-isopropylammonium）、甲基合氯氟（Haloxyfop-P-methyl）、亞速爛（Asulam）、扶吉胺（Fluazinam）、乙基克繁草（Carfentrazone-ethyl）
4. **其他藥劑**：芬滅松、幾丁質（Chitin）、普伏松（Ethoprop）、滅線蟲（DCIP）、托福松

梨果類

梨、蘋果、櫻桃

及李、水蜜桃、枇杷、棗、柿子、梅子等梨果類

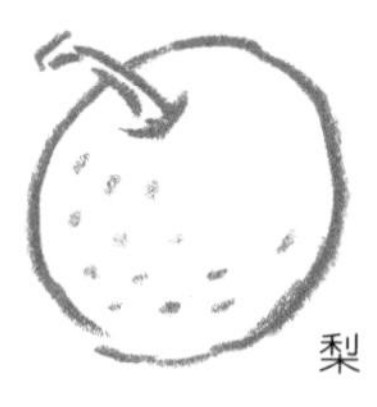
梨

擔心指數
系統型 ❤❤♡
接觸型 ❤♡♡

認識作物

梨果作物群組有區分兩個亞群，分別是薔薇科果樹及其他梨果類，此作物群組主要做為水果鮮食，少部分製成罐頭或醃漬成蜜餞。

大部分梨果的果肉是由包圍子房的花筒與子房一同發育，會形成肥厚多汁的外果皮和中果皮，因此這種類型的果實被稱為假果。梨果的外果皮與中果皮接合緊密，內果皮較硬且緻密，有些內果皮還有石細胞，質地非常堅硬。

五穀雜糧類
葉菜類
花果瓜菜類
豆菜芽菜類
根莖類
菇類
水果類
其他

梨果類作物的果核不會食用，但外部果皮去除較麻煩，所以有些消費者會直接連皮食用，再將果核的部分吐掉。由於兩個亞群組的食用方式相近，因此清洗的方式也相同。

通常梨果類水果經濟價值較高，摘下後都會以冷藏方式貯放。消費者購買回來後，仍然要以冷藏鮮儲保存，如此貯放的時間可相對增加。果實於冷藏貯放時，也可代謝分解系統型藥劑，而接觸型藥劑則可透過去皮食用來避免風險。

這樣洗才乾淨

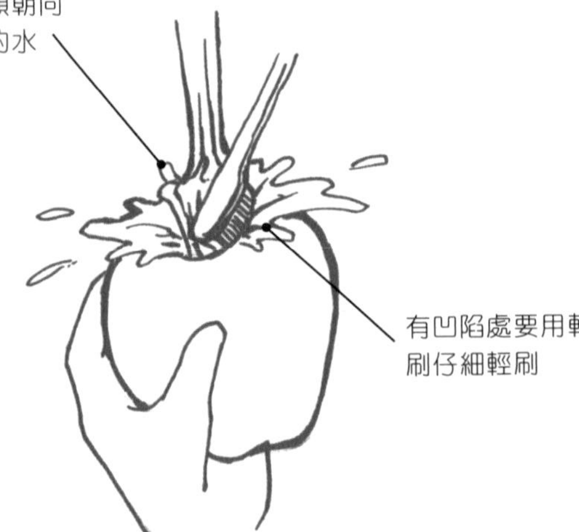

貯放

梨果類在常溫下不耐放，需要以冷藏方式貯放，這樣保鮮效果比較好，可以放置較久的時間。

搓洗

食用前以流動的水清洗，並以手搓洗表面，如有蒂頭凹陷處，則用軟刷輕刷。由於蒂頭的部分內陷在果實較深處，容易積聚藥劑，是清洗的重點。

浸泡

如不去皮食用的，如櫻桃、李等，要浸泡二十至三十分鐘，期間不時攪動，然後換水兩至三次。

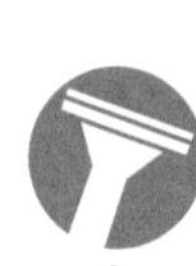

去皮

接觸型藥劑的殘留以去皮為最好的處理方式，針對較大型的梨果類農產品，像蘋果、梨，盡量要以去皮的方式處理。無論是對剖食用或整個啃咬，都要先去除蒂頭，以避免碰觸到不潔的物質。

農藥如何殘留

● 系統型藥劑

系統型藥劑被作物吸收後散布全

株，而相對植株大小而言，果實的比例較小，在殘留被稀釋的情況下，果實內的殘留量也極小。但是，此作物群組食用習慣上有些講究新鮮，並不一定會有貯放的處理過程，此時系統型藥劑的殘留就不易處理。

● 接觸型藥劑

梨果類的作物有不少是高單價水果，因此在開花結果的初期，果農為了確保作物收成的品質，很多會用套袋的方式保護，如此不只可以隔絕病蟲害，對噴在作物上的農藥有隔絕作用，且對於接觸型藥劑也有很好的隔離效果。

梨果類的水果成熟時，蒂頭是內陷在果實內部，像蘋果、梨、桃、櫻桃等，因此田間噴施農藥時，這些凹陷處很容易積聚藥劑。此外，基於長途運輸的需要，有些梨果類的農產品會進行防蟲或保護處理，以避免被蟲咬或是撞傷而損害商品價值。這些防護手續造成的殘留，同樣以清除接觸型藥劑的方式處理。

合法使用農藥種類

作物群組為梨果類，植物保護資訊系統中所推薦合法使用農藥主成分如下：

梨

1. **殺蟲劑及殺蟎劑**：第滅寧（Deltamethrin）、亞滅培（Acetamiprid）、畢達本（Pyridaben）、賽洛寧（lambda-Cyhalothrin）、二福隆（Diflubenzuron）、得芬諾（Tebufenozide）、益達胺（Imidacloprid）、賜諾特（Spinetoram）、賜諾殺（Spinosad）、可尼丁（Clothianidin）、達特南（Dinotefuran）、丁基加保扶（Carbosulfan）、亞滅寧（alpha-Cypermethrin）、百利普芬（Pyriproxyfen）、速殺氟（Sulfoxaflor）、芬普蟎（Fenpyroximate）、賜滅芬（Spiromesifen）、芬佈賜（Fenbutatin-oxide）、亞醌蟎（Acequinocyl）、芬殺蟎（Fenazaquin）、賽芬蟎（Cyflumetofen）、賜派芬（Spirodiclofen）、賜派滅（Spirotetramat）、克凡派（Chlorfenapyr）、氟尼胺（Flonicamid）、賽速安（Thiamethoxam）、毆殺松（Acephate）、裕必松（Phosalone）、硫黃（Sulfur）、礦物油（Petroleum oils）、布芬淨（Buprofezin）、布芬三亞蟎（Buprofezin+Amitraz）、合芬寧（Halfenprox）、密滅汀（Milbemectin）、汰芬隆（Diafenthiuron）、合賽多（Hexythiazox）、畢芬寧（Bifenthrin）、三亞蟎（Amitraz）、芬普寧（Fenpropathrin）
2. **殺菌劑**：腐絕（Thiabendazole）、賽普護汰寧（Cyprodinil+Fludioxonil）、扶吉胺（Fluazinam）、百克敏（Pyraclostrobin）、免得爛（Metiram）、布瑞莫（Bupirimate）、滅芬農（Metrafenone）、護汰芬（Flutriafol）、氟克殺（Fluxapyroxad）、溴克座（Bromuconazole）、白列克敏（Pyraclostrobin+Boscalid)、四克利（Tetraconazole）、易胺座（Imibenconazole）、三氟敏（Trifloxystrobin）、滅派林（Mepanipyrim）、克收欣（Kresoxim-methyl）、貝芬菲克利（Carbendazim+Hexaconazole）、賽普洛（Cyprodinil）、待克利（Difenoconazole）、尼瑞莫（Nuarimol）、芬瑞莫（Fenarimol）、菲克利（Hexaconazole）、達克利（Diniconazole）、快得寧（Oxine-copper）、賽福座（Triflumizole）、護矽得（Flusilazole）、嘉賜貝芬（Kasugamycin+Carbendazim）、多寧（Dodine）、免賴得（Benomyl）、甲基鋅乃浦（Propineb）、比多農（Bitertanol）、撲滅寧（Procymidone）、依普同（Iprodione）、保粒快得寧（Polyoxins+Oxine-copper）、貝芬同（Carbendazim+Iprodione)、亞托敏（Azoxystrobin）、克熱淨（烷苯磺酸鹽）（Iminoctadine tris (albesilate)）、菲克利腐絕（Hexaconazole+Thiabendazole）、銅合硫磺（Copper oxychloride+Sulfur）、貝芬四克利（Carbendazim+Tetraconazole）、得克利（Tebuconazole）、亞賜圃（Isoprothiolane）、滅普寧（Mepronil）、富爾邦（Ferbam）、三泰芬（Triadimefon）、克熱淨（Iminoctadine triacetate）、氟殺克敏（Fluxapyroxad+Pyraclostrobin）
3. **除草劑**：固殺草（Glufosinate-ammonium）、嘉磷塞異丙胺鹽（Glyphosate-isopropyl-ammonium）
4. **其他藥劑**：萘乙酸鈉（alpha-Naphthylacetic acid）、加撲草（Kayaethyl）、勃激素A3（Gibberellic acid (GA3)）、益收生長素（Ethephon）

蘋果

1. **殺蟲劑及殺蟎劑**：第滅寧、亞滅培、畢達本、賽洛寧、二福隆、得芬諾、益達胺、賜諾特、賜諾殺、可尼丁、達特南、丁基加保扶、亞滅寧、百利普芬、速殺氟、芬普蟎、賜滅芬、芬佈賜、亞醌蟎、芬殺蟎、賽芬蟎、賜派芬、克凡派、賜派滅、氟尼胺、裕必松、畢芬寧、密滅汀、納乃得（Methomyl）、滅多松（Oxydemeton methyl）、益斯普（Ethiprole）、滅必蝨（MIPC）

2. **殺菌劑**：腐絕、賽普護汰寧、扶吉胺、百克敏、免得爛、布瑞莫、滅芬農、護汰芬、氟克殺、溴克座、免賴得、三泰芬、賽福座、銅合硫磺、多寧、甲基鋅乃浦、芬瑞莫、滅派林、白列克敏、三氟敏、克收欣、亞托敏、依普同、克熱淨（烷苯磺酸鹽）、得克利、亞賜圃、氟殺克敏、撲克拉（Prochloraz）、邁克尼（Myclobutanil）、甲基多保淨（Thiophanate-methyl）、二氧化矽（Fumed Silica）、碳酸鈣（Calcium Carbonate）、三氟派瑞（Fluopyram+Trifloxystrobin）
3. **除草劑**：無
4. **其他藥劑**：勃寧激素（Gibberellin A4, A7+6-benzyladenine）

櫻桃

1. **殺蟲劑及殺蟎劑**：第滅寧、亞滅培、畢達本、賽洛寧、二福隆、得芬諾、益達胺、賜諾特、賜諾殺、可尼丁、達特南、丁基加保扶、亞滅寧、百利普芬、速殺氟、芬普蟎、賜滅芬、芬佈賜、亞醌蟎、芬殺蟎、賽芬蟎、賜派芬
2. **殺菌劑**：腐絕、賽普護汰寧、扶吉胺、百克敏、免得爛、布瑞莫、滅芬農、護汰芬、氟克殺、溴克座、亞賜圃
3. **除草劑**：無
4. **其他藥劑**：無

李

1. **殺蟲劑及殺蟎劑**：第滅寧、亞滅培、畢達本、賽洛寧、二福隆、得芬諾、益達胺、賜諾特、賜諾殺、可尼丁、達特南、丁基加保扶、亞滅寧、百利普芬、速殺氟、芬普蟎、賜滅芬、芬佈賜、亞醌蟎、芬殺蟎、賽芬蟎、賜派芬、賜派滅、克凡派、氟尼胺、裕必松
2. **殺菌劑**：腐絕、賽普護汰寧、扶吉胺、百克敏、免得爛、布瑞莫、滅芬農、護汰芬、氟克殺、溴克座、賽福座、銅合硫磺、氟殺克敏、三氟敏、克熱淨、普克利（Propiconazole）
3. **除草劑**：無
4. **其他藥劑**：無

水蜜桃

1. **殺蟲劑及殺蟎劑**：第滅寧、亞滅培、畢達本、賽洛寧、二福隆、得芬諾、益達胺、賜諾特、賜諾殺、可尼丁、達特南、丁基加保扶、亞滅寧、百利普芬、速殺氟、芬普蟎、賜滅芬、芬佈賜、亞醌蟎、芬殺蟎、賽芬蟎、賜派芬、氟尼胺、裕必松、畢芬寧、礦物油、密滅汀、克凡派
2. **殺菌劑**：腐絕、賽普護汰寧、扶吉胺、百克敏、免得爛、布瑞莫、滅芬農、護汰芬、氟克殺、溴克座、邁克尼、菲克利、撲克拉、菲克利、腐絕、待克利、克熱淨、三氟敏、氟殺克敏、滅派林、賽福座、白列克敏、克收欣、銅合硫磺、三氟派瑞、亞托敏、貝芬菲克利、依普同、克熱淨（烷苯磺酸鹽）、得克利、亞賜圃、賽普洛、鏈土黴素（Streptomycin+Oxytetracycline）、多保鏈黴素（Thiophenate-methyl+Streptomycin）、氫氧化銅（Copper hydroxide）、

五穀雜糧類 葉菜類 花果瓜菜類 豆菜芽菜類 根莖類 菇類 水果類 其他

四氯異苯腈（Chlorothalonil）、得恩地（Thiram）、腈硫醌（Dithianon）、貝芬撲克拉（Prochloraz+Carbendazim）、三泰隆（Triadimenol）

3. **除草劑**：嘉磷塞異丙胺鹽
4. **其他藥劑**：艾維激素（Aminoethoxyvinylglycine）

枇杷

1. **殺蟲劑及殺蟎劑**：第滅寧、亞滅培、畢達本、賽洛寧、二福隆、得芬諾、益達胺、賜諾特、賜諾殺、可尼丁、達特南、丁基加保扶、亞滅寧、百利普芬、速殺氟、芬普蟎、賜滅芬、芬佈賜、亞醌蟎、芬殺蟎、賽芬蟎、克凡派、賜派滅、氟尼胺、裕必松、密滅汀、芬化利（Fenvalerate）、新殺蟎（Bromopropy-late）
2. **殺菌劑**：腐絕、賽普護汰寧、扶吉胺、百克敏、免得爛、布瑞莫、滅芬農、護汰芬、氟克殺、溴克座、貝芬同、快得寧、護矽得、克熱淨、三氟敏、亞托敏、依普同、克熱淨（烷苯磺酸鹽）、得克利、克收欣、亞賜圃、氟殺克敏、平克座（Penconazole）、純白鏈黴菌素（Fermentation metabolites of *Streptomyces candidus* of Y21007-2）
3. **除草劑**：嘉磷塞異丙胺鹽
4. **其他藥劑**：無

印度棗

1. **殺蟲劑及殺蟎劑**：達特南、賽洛寧、第滅寧、亞滅寧、丁基加保扶、益達胺、亞滅培、可尼丁、克凡派、賜派滅、扶吉胺、賽芬蟎、賜滅芬、裕必松、氟尼胺、賜諾特、納乃得、二福隆、得芬諾、加保利、百利普芬、布芬淨、速殺氟、芬佈賜、芬殺蟎、亞醌蟎、依殺蟎、密滅汀、得芬瑞、賜派芬
2. **殺菌劑**：菲克利、平克座、護矽得、邁克尼、三泰隆、克熱淨、克熱淨（烷苯磺酸鹽）、三氟敏、白列克敏、白克列、貝芬菲克利、比芬諾、銅合硫磺、滅特座、三元硫酸銅、純白鏈黴菌素、免賴得、氟克殺、賽福座、護汰芬、滅芬農、溴克座、布瑞莫、保粒黴素（甲）、亞托敏、克收欣、百克敏、免得爛、扶吉胺、得克利、賽普護汰寧、銅滅達樂、銅右滅達樂、氟殺克敏
3. **除草劑**：固殺草
4. **其他藥劑**：無

柿子

1. **殺蟲劑及殺蟎劑**：益達胺、賽洛寧、賜諾特、得芬諾、二福隆、賜派滅、克凡派、可尼丁、達特南、亞滅培、丁基加保扶、亞滅寧、第滅寧、馬拉松、速殺氟、百利普芬、芬佈賜、芬殺蟎
2. **殺菌劑**：白列克敏、賽普護汰寧、扶吉胺、待克利、克收欣、得克利、撲克拉、亞托敏、依普同、百克敏、克熱淨（烷苯磺酸鹽）、三氟敏、免得爛、三氟派瑞、邁克尼、益發靈、撲滅寧、溴克座、滅芬農、護汰芬、賽福座、銅合硫磺、布瑞莫
3. **除草劑**：固殺草
4. **其他藥劑**：無

大漿果類

香蕉、荔枝、芒果

及鳳梨、酪梨、釋迦、木瓜、龍眼、奇異果、百香果、榴槤、火龍果等

香蕉

擔心指數
系統型 ❤♡♡
接觸型 ❤♡♡

認識作物

漿果類的水果種類多樣，外皮厚薄不一、粗細不同，但不管是薄如木瓜、酪梨者，或是外殼粗厚且極為堅硬的椰子、榴槤等，通常都不會連皮一起吃，不是剝去外皮，就是挖取果肉食用，可以避免接觸型藥劑的攝入。

但此作物群組的農產品，耐貯放的特性差異極大，並不是所有的品項都可以用貯放方式降低系統型藥劑殘留，所以在貯放時，要注意水果當下的成熟度，並每天留意水果的狀態，

不要錯過品嘗的最佳時期。

這樣洗才乾淨

貯放 較耐貯放的就利用貯放讓殘留在果實內的系統型藥劑降解，但務必先了解個別作物耐貯放的時間長短，避免放置過久，造成過熟到不堪食用狀態。

擦拭 食用前，如香蕉、芒果等果實表面平滑不吸水的，可以用水沖洗乾淨後擦乾；其他

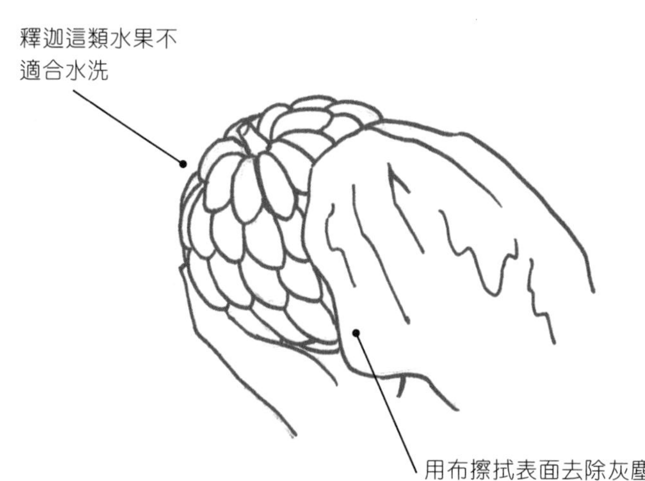

如鳳梨、釋迦等，不需要以清水沖洗，只要用輕拍或是擦拭的方式，將表面附著的灰塵或沙土去除，即可逕行削皮或去皮。

去皮

削皮時要先去蒂，皮削好後，如要切塊食用，要將刀與手都洗淨，再開始切塊，以免表皮殘留的物質汙染到果肉。尤其是外表不平或多細毛的蔬果，較易沾染農藥，需要特別注意。

農藥如何殘留

● 系統型藥劑

就植株大小而言，此類型果實在比例上不大，吸收了系統型藥劑後，會分散於植物全株並稀釋，因此果實內的殘留量極小。

● 接觸型藥劑

接觸型藥劑以接觸果實表皮的部分為主，但因為大多去皮食用，只要依照步驟清洗外皮、削去果皮，就不需要擔心農藥殘留。

合法使用農藥種類

作物群組為大漿果類，植物保護資訊系統所推薦合法使用農藥主成分如下：

香蕉

1. **殺蟲劑及殺蟎劑**：大利松（Diazinon）、撲滅松（Fenitrothion）、芬殺松（Fenthion）、加保利（Carbaryl）、撲馬松（Fenitrothion+Malathion）、必克蝨（Bufencarb）、達特南（Dinotefuran）、賜派滅（Spirotetramat）、陶斯松（Chlorpyrifos）、礦物油（Petroleum oils）、三落松（Triazophos）、加保扶（Carbofuran）、托福松（Terbufos）、繁米松（Vamidothion）、裕必松（Phosalone）、氟尼胺（Flonicamid）、第滅寧（Deltamethrin）、丁基加保扶（Carbosulfan）、第滅達胺（Deltamethrin+Imidacloprid）、畢芬寧（Bifenthrin）、得芬瑞（Tebufenpyrad）、賜派芬（Spirodiclofen）、芬普寧（Fenpropathrin）、益達胺（Imidacloprid）、賽洛寧（lambda-Cyhalothrin）、賜諾特（Spinetoram）、可尼丁（Clothianidin）、賽速安（Thiamethoxam）、亞滅培（Acetamiprid）、速殺氟（Sulfoxaflor）、亞醌蟎（Acequinocyl）、賜滅芬（Spiromesifen）
2. **殺菌劑**：鋅錳乃浦（Mancozeb）、錳乃浦（Maneb）、甲基鋅乃浦（Propineb）、甲基多保淨（Thiophanate-methyl）、免賴得（Benomyl）、四氯異苯腈（Chlorothalonil）、普克利（Propiconazole）、腐絕（Thiabendazole）、依普克敏（Epoxiconazole+Pyraclostrobin）、白克列（Boscalid）、百克敏（Pyraclostrobin）、亞托敏（Azoxystrobin）、芬克座（Fenbuconazole）、待克利（Difenoconazole）、環克座（Cyproconazole）、比芬諾（Pyrifenox）、亞托待克利（Azoxystrobin+Difenoconazole）、克熱淨（烷苯磺酸鹽）（Iminoctadine tris (albesilate)）、得克利（Tebuconazole）、免得爛（Metiram）、三氟敏（Trifloxystrobin）、賽普護汰寧（Cyprodinil+Fludioxonil）、比多農（Bitertanol）、三泰芬（Triadimefon）、滅特座（Metconazole）、凡殺護矽得（Famoxadone+Flusilazole）、依普氟殺（Fluxapyroxad+Epoxiconazole）、三氟派瑞（Fluopyram+Trifloxystrobin）
3. **除草劑**：固殺草（Glufosinate-ammonium）、嘉磷塞異丙胺鹽（Glyphosate-isopropyl-ammonium）
4. **其他藥劑**：無

荔枝

1. **殺蟲劑及殺蟎劑**：撲滅松、礦物油、加保利、第滅寧、芬殺松、大滅松（Dimethoate）、益洛寧（Phosmet+lambda-Cyhalothrin）、硫黃（Sulfur）、得芬瑞、賜派芬、芬普寧、賽洛寧、丁基加保扶、亞滅培、亞醌蟎、賜滅芬
2. **殺菌劑**：鋅錳乃浦、亞托待克利、免得爛、亞托敏、甲基多保淨、百克敏、克熱淨（烷苯磺酸鹽）、得克利、三氟敏、賽普護汰寧、三氟派瑞、嘉賜貝芬（Kasugamgcin+Carbendazim）、氟比拔克、腈硫醌銅（Dithanon+Copper hydro-xide）、鋅錳克絕（Mancozeb+Cymoxanil）、快得寧（Oxine-copper）、純白鏈黴菌素（Fermentation metabolites of *Streptomyces candidus* of Y21007-2）、甲基鋅乃浦（Propineb）、克收欣（Kresoxim-methyl）、腐絕快得寧（Thiabendazole+Oxine-copper）、腈硫醌（Dithianon）、福賽快得寧（Fosetyl-aluminium+Oxine-copper）、三元硫酸銅（Tribasic copper sulfate）

3. **除草劑**：固殺草、嘉磷塞異丙胺鹽
4. **其他藥劑**：番茄美素（Cloxyfonac）

芒果

1. **殺蟲劑及殺蟎劑**：賜派滅、礦物油、第滅達胺、達特南、益洛寧、加保扶、加保利、丁基加保扶、撲滅松、芬殺松、第滅寧、得芬瑞、賜派芬、芬普寧、滅大松（Methidathion）、可尼丁（Clothianidin）、加護賽滅寧（Propaphos+Cypermethrin）、貝他賽扶寧（Beta-cyfluthrin）、賽速安（Thiamethoxam）、亞滅培（Acetamiprid）、矽護芬（Silafluofen）、布芬第滅寧（Buprofezin+Deltamethrin）、派滅淨（Pymetrozine）、益達胺（Imidacloprid）、加保福化利（tau-Fluvalinate+Carbaryl）、畢芬寧、免敵克（Bendiocarb）、亞滅寧（alpha-Cypermethrin）、賽洛寧（lambda-Cyhalothrin）、布芬益化利（Buprofezin+Esfenvalerate）、護賽寧（Flucythrinate）、布芬淨（Buprofezin）、納乃得（Methomyl）、達馬松（Methamidophos）、撲芬松（Phenothrin+Fenitrothion）、脫芬瑞（Tolfenpyrad）、滅賜克（Methiocarb）、賜諾特（Spinetoram）、芬普尼（Fipronil）、克凡派（Chlorfenapyr）、撲芬松（Fenvalerate+Fenitrothion）、新殺蟎（Bromopropylate）、芬普蟎（Fenpyroximate）
2. **殺菌劑**：亞托待克利、甲基多保淨、百克敏、克熱淨（烷苯磺酸鹽）、得克利、免得爛、三氟敏、賽普護汰寧、克收欣、亞托敏、腐絕快得寧、腈硫醌、嘉賜貝芬、鋅錳乃浦、純白鏈黴菌素、三氟派瑞、免賴得、氟比拔克、三泰芬、得恩地（Thiram）、貝芬菲克利（Carbendazim+hexaconazole）、依普同（Iprodione）、腈硫克敏（Pyraclostrobin+Dithianon）、滅特座、扶吉胺（Fluazinam）、貝芬四克利（Tetraconazole+Carbendazim）、貝芬撲克拉（Prochloraz+Carbendazim）、待克利（Difenoconazole）、鋅錳邁克尼（Myclobutanil+Mancozeb）、撲克拉錳（Prochlorate Manganese）、甲基鋅乃浦、錳乃浦、貝芬錳（Carbendazim+Maneb）、得克芬胺（Cyflufenamid+Tebuconazole）、白列克收欣（Boscalid+Kresoxim-methyl）、四克利（Tetraconazole）、氫氧化銅（Copper hydroxide）、三泰隆（Triadimenol）、無水硫酸銅（Copper sulfate）、賽普待克利（Difenoconazole+Cyprodinil）、維利黴素（Validamycin）、嘉賜銅（Kasugamycin+Copper oxychloride）、歐索林酸（Oxolinic acid）、嘉賜快得寧（Kaugamycin+Oxine-copper）、三元硫酸銅（Tribasic copper sulfate）、護粒丹（Edifenphos+Phthalide）、枯草桿菌（*Bacillus subtilis*）、三氟得克利（Trifloxystrobin+Tebuconazole）、溴克座（Bromuconazole）、貝芬依滅列（Carbendazim+Imazalil）、菲克利腐絕（Hexaconazole+Thiabendazole）、平克座（Penconazole）、普克利、布瑞莫（Bupirimate）、依瑞莫（Ethirimol）、芬瑞莫（Fenarimol）、快得保淨（Oxine-copper+Thiophanate-methyl）、保粒黴素（甲）（Polyoxins）
3. **除草劑**：固殺草、嘉磷賽異丙胺鹽
4. **其他藥劑**：硼砂（Borax）、益收生長素（Ethepho）、巴克素（Paclobutrazol）

小漿果類

草莓

及楊梅、桑葚、黑醋栗、蔓越莓、木莓等莓果

草莓

擔心指數

系統型 ♥♡♡

接觸型 ♥♥♥

認識作物

草莓、藍莓等莓果，通常果實小、表皮薄，整顆可以放入口中食用，但最好盡量避免將果柄部分吃到嘴裡。

在臺灣比較常見到的是草莓，草莓是連續採收的作物，且表皮鮮嫩脆弱，除極易受到病蟲侵害外，鳥類、螺等也都會造成草莓的損害，栽培時需要藉由藥劑的使用，來確保品質及產量。

再加上採收後禁不起碰撞、不耐貯放，因此食用前仔細的清洗，是減

少農藥殘留與確保食用安全非常重要的一環。此外，草莓買回來最好在一兩天內就食用完畢，而且吃多少洗多少，才能維持草莓的新鮮與風味。

由於草莓是較高價的水果，目前已有許多農民投資設施栽培，希望藉由設施的保護，減少病蟲害，也減少農藥的施用，如此在提高草莓品質與產量的同時，可以減少農藥的殘留。

這樣洗才乾淨

莓果類的小果實，無法以毛刷清洗，不妨用較大水流先重點式沖洗果蒂部分，再於水龍頭下以水沖洗整顆外表。

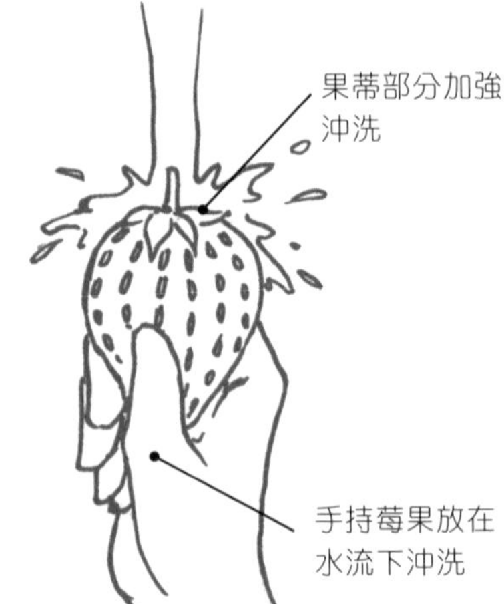

浸泡

置於水盆中以清水浸泡至少三十分鐘，每泡十分鐘就將水倒掉，再加入清水浸泡，重複上述步驟數次。

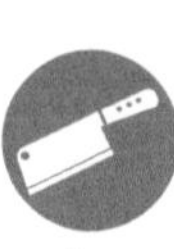
切除

外表清洗乾淨後，再將果蒂切除。如果莓果較小，吃的時候避免吃下果蒂即可。

農藥如何殘留

● 系統型藥劑

系統型藥劑被作物吸收後會散布全株，而相對於果樹的植株大小，莓果的果實所佔比例較小，因此在殘留稀釋的情況下，果實內的殘留量並不多。但是，此作物群組食用習慣上有些講究新鮮，並不一定會有貯放的處理過程，使得系統型藥劑的殘留較不易處理。

● 接觸型藥劑

草莓常殘留接觸型農藥，因此要用流動的水多次清洗浸泡，才能清除殘留。

合法使用農藥種類

作物群組為小漿果類，植物保護資訊系統所推薦合法使用農藥主成分如下：

草莓

1. **殺蟲劑及殺蟎劑**：得芬瑞（Tebufenpyrad）、芬普蟎（Fenpyroximate）、阿巴汀（Abamectin）、密滅汀（Milbemectin）、蘇力菌（*Bacillus thuringiensis*）、克福隆（Chlorfluazuron）、達特南（Dinotefuran）、亞滅培（Acetamiprid）、賽洛寧（lambda-Cyhalothrin）、益達胺（Imidacloprid）、納乃得（Methomyl）、可芬諾（Chromafenozide）、芬化利（Fenvalerate）、硫敵克（Thiodicarb）、賽滅寧（Cypermethrin）、剋安勃（Chlorantraniliprole）、陶斯松（Chlorpyrifos）、因滅汀（Emamectin benzoate）、氟大滅（Flubendiamide）、祿芬隆（Lufenuron）、馬拉松（Malathion）、滅芬諾（Methoxyfenozide）、諾伐隆（Novaluron）、賜諾特（Spinetoram）、賜諾殺（Spinosad）、得芬諾（Tebufenozide）、賽速安勃（Thiamethoxam+Chlorantraniliprole）、覆滅蟎（Formetanate）、第滅寧（Deltamethrin）、可尼丁（Clothianidin）、福化利（tau-Fluvalinate）、滅賜克（Methiocarb）、苦參鹼（Matrine）、派滅淨（Pymetrozine）、賽速安（Thiamethoxam）、速殺氟（Sulfoxaflor）、百利普芬（Pyriproxyfen）、芬殺蟎（Fenazaquin）、必芬蟎（Bifenazate）、賽芬蟎（Cyflumetofen）、克芬蟎（Clofentezine）、依殺蟎（Etoxazole）、芬普寧（Fenpropathrin）、合賽多（Hexythiazox）、畢達本（Pyridaben）、賜派芬（Spirodiclofen）、賜滅芬（Spiromesifen）、新殺蟎（Bromopropylate）
2. **殺菌劑**：凡殺克絕（Famoxadone+Cymoxanil）、免得克寧（Metiram+Vinclozolin）、達滅克敏（Pyraclostrobin+Dimethomorph）、賽座滅（Cyazofamid）、亞托敏（Azoxystrobin）、達滅芬（Dimethomorph）、免得爛（Metiram）、白克列（Boscalid）、賽普護汰寧（Cyprodinil+Fludioxonil）、甲基益發靈（Tolylfluanid）、派美尼（Pyrimethanil）、滅派林（Mepanipyrin）、克氯得（Chlozolinate）、依普同（Iprodine）、益發靈（Dichlofluanid）、免克寧（Vinclozolin）、撲滅寧（Procymidone）、腐絕快得寧（Thiabendazole+Oxine-copper）、待克利（Difenoconazole）、克收欣（Kresoxim-methyl）、布瑞莫（Bupirimate）、碳酸氫鉀（Potassium hydrogen carbonate）、賽福座（Triflumizole）、礦物油（Petroleum oil）、依瑞莫（Ethirimol）、芬瑞莫（Fenarimol）、鹼性氯氧化銅（Copper oxychloride）、安美速（Amisulbrom）、普拔克（Propamocarb hydrochloride）、平硫瑞（Penthiopyrad）、液化澱粉芽孢桿菌 Ba-BPD1（*Bacillus amyloliquefaciens* Ba-BPD1）、液化澱粉芽孢桿菌 CL3、得恩地（Thiram）、氟殺克敏（Fluxapyroxad+Pyraclostrobin）、免得克寧（Metiram+Vinclozolin）、普克利（Propiconazole）、三氟敏（Trifloxystrobin）、百克敏（Pyraclostrobin）、三氟得克利（Trifloxystrobin+Tebuconazole）、四氯異苯腈（Chlorothalonil）、三氟派瑞（Fluopyram+Trifloxystrobin）、菲克利（Hexaconazole）、依滅列（Imazalil）、克熱淨（烷苯磺酸鹽）（Iminoctadine tris (albesilate)）、快諾芬（Quinoxyfen）、四克利（Tetraconazole）、白列克收欣（Boscalid+Kresoxim-methyl）、賽福芬胺（Cyflufenamid+Triflumizole）、蓋棘木黴菌 ICC080/012（*Trichoderma gamsii* ICC080+*Trichoderma asperellum* ICC012）、福賽得（Fosetyl-aluminium）、銅右滅達樂（Copper oxychloride+Metalaxyl-M）、曼普胺（Mandipropamid）、氟比拔克（Fluopicolide+Propamocarb hydrochloride）
3. **除草劑**：無
4. **其他藥劑**：、氟速芬（Fluensulfone）、勃激素 A3（Gibberellic acid (GA3)）

小漿果類

葡萄

擔心指數
系統型 ❤♡♡
接觸型 ❤♡♡

葡萄

認識作物

雖然葡萄是要去皮食用，但很多人吃葡萄是連皮吃進去再吐皮，有些無籽品種則可以連皮吃，因此列在皮可食水果的類別。不過這種食用方式少了去皮步驟，增加吃到接觸型藥劑的風險，在清洗時更要特別注意。

葡萄由於表皮薄軟，在臺灣常以套袋包覆保護果實，以避免病蟲的侵擾，同時也減少噴藥飄散後的沾附，可有效降低接觸型藥劑的表面殘留。至於葡萄表面常見的白色粉末，是葡萄的果粉，不是農藥的殘留，通常呈均勻的白霧狀，對人體並不會有危害，清洗時不需刻意將這層粉霧狀的物質刮去或擦掉。

這樣洗才乾淨

剪下

先用水仔細沖洗整串葡萄，再以剪刀一顆顆剪下，剪時留一點小果柄，盡量避免用手拔，以免造成果肉露出，後續清洗時有不潔汙物由此滲入。

搓洗

葡萄剪下置於水盆中，以手一部分一部分捧起，在水龍頭下面輕輕搓洗。

浸泡

洗好的葡萄加清水浸泡三十分鐘（換水二至三次），食用時盡量避免吃到果柄部分。

用剪刀仔細一顆顆剪下

農藥如何殘留

● 系統型藥劑

相對於果樹的植株大小，葡萄果實所佔比例不大，在殘留被稀釋的情況下，果實內的殘留量極小。但因為不能久放，殘留的藥劑不易散失。

● 接觸型藥劑

如果葡萄食用時無法去皮，會比較擔心殘留，但農民栽培時有做套袋處理，就可以隔絕接觸型的藥劑，吃起來會比較安心。

合法使用農藥種類

作物群組為小漿果類，植物保護資訊系統所推薦合法使用農藥主成分如下：

葡萄

1. **殺蟲劑及殺蟎劑：**硫敵克（Thiodicarb）、納乃得（Methomyl）、加保扶（Carbofuran）、第滅寧（Deltamethrin）、賽洛寧（lambda-Cyhalothrin）、畢芬寧（Bifenthrin）、合賽芬普寧（Fenpropathrin+Hexythiazox）、丁基加保扶（Carbosulfan）、賜派滅（Spirotetramat）、益達胺（Imidacloprid）、達特南（Dinotefuran）、亞滅培（Acetamiprid）、得芬諾（Tebufenozide）、克凡派（Chlorfenapyr）、依殺蟎（Etoxazole）、賜諾特（Spinetoram）、覆滅蟎（Formetanate）、礦物油（Petroleum oils）、百利普芬（Pyriproxyfen）、速殺氟（Sulfoxaflor）、必芬蟎（Bifenazate）、賽芬蟎（Cyflumetofen）、賜派芬（Spirodiclofen）、芬殺蟎（Fenazaquin）、愛殺松（Ethion）、賜滅芬（Spiromesifen）、阿巴汀（Abamectin）、芬普蟎（Fenpyroximate）
2. **殺菌劑：**四氯異苯腈（Chlorothalonil）、嘉保信（Oxycarboxin）、貝芬普寧（Carbendazim+Mepronil）、貝芬菲克利（Carbendazim+Hexaconazole）、甲基多保淨（Thiophanate-methyl）、貝芬替（Carbendazim）、腐絕快得寧（Thiabendazole+Oxine-copper）、三元硫酸銅（Tribasic copper

sulfate）、易胺座（Imibenconazole）、鋅錳乃浦（Mancozeb）、邁克諾芬（Myclobutanil+Quinoxyfen）、得克芬胺（Tebuconazole+Cyflufenamid）、滅芬農（Metrafenone）、護汰芬（Flutriafol）、四克利（Tetraconazole）、依瑞菲克利（Hexaconazole+Ethirimol）、賽福座（Triflumizole）、菲克利腐絕（Hexaconazole+Thiabendazole）、銅合硫磺（Sulfur+Copper oxychloride）、達克利（Diniconazole-M）、三泰隆（Triadimenol）、比芬諾（Pyrifenox）、菲克利（Hexaconazole）、護矽得（Flusilazol）、平克座（Penconazole）、邁克尼（Myclobutanil）、免賴得（Benomyl）、蟎離丹（Oxythioquinox）、芬瑞莫（Fenarimol）、硫黃（Sulfur）、撲克拉（Prochloraz）、貝芬撲克拉（Carbendazim+prochloraz）、白列克敏（Pyraclostrobin+boscalid）、保粒黴素（甲）（Polyoxins）、亞托敏（Azoxystrobin）、賽普護汰寧（Cyprodinil+Fludioxonil）、克收欣（Kresoxim–methyl）、撲克拉錳（Prochlorate Manganese）、依普同（Iprodione）、腈硫克敏（Pyraclostrobin+Dithianon）、百克敏（Pyraclostrobin）、克熱淨（烷苯磺酸鹽）（Iminoctadine tris (albesilate)）、免得爛（Metiram）、三氟敏（Trifloxystrobin）、得克利（Tebuconazole）、腈硫醌（Dithianon）、錳乃浦（Maneb）、鋅錳座賽胺（Mancozeb+Zoxamide）、鹼氯氫氧銅（Copper oxychloride+Copper hydroxide）、達滅芬（Dimethomorph）、鋅錳曼普胺（Mandipropamid+Mancozeb）、安美速（Amisulbrom）、氟比拔克（Fluopicolide+Propamocarb hydrochloride）、達滅克敏（Pyraclostrobin+dimethomorph）、凡殺克絕（Famoxadone+cymoxanil）、賽座滅（Cyazofamid）、福賽快得寧（Fosetyl-Al+Oxine-copper）、三元銅克絕（Tribasic copper sulfate+Cymoxanil）、鋅錳右本達樂（Mancozeb+Benalaxyl-M）、甲鋅毆殺斯（Propineb+oxadixyl）、快得克絕（Cymoxanil+Basic copper sulphate）、克絕波爾多（Cymoxanil+Basic copper sulphate）、銅右滅達樂（metalaxyl+Copper Oxychloride-M）、腈硫克絕（Cymoxanil+Dithianon）、鋅錳比芬諾（Pyrifenox+Mancozeb）、福賽得（Fosetyl-Al）、鋅波爾多（Basic copper sulfate+Basic zinc sulfate）、松香酯酮（Copper salt of Fatty & Rosin Acid）、銅滅達樂（Metalaxyl+Copper oxy-chloride）、鋅錳克絕（Mancozeb+Cymoxanil）、快得寧（Oxine-copper）、鋅錳本達樂（Mancozeb+Benalaxyl）、鋅錳毆殺斯（Mancozeb+Oxadixyl）、鋅錳右滅達樂（Mancozeb+Metalaxyl-M）、鋅錳滅達樂（Mancozeb+Metalaxyl）、克熱淨（Iminoctadine triacetate）、貝芬得（Carbendazim+Metiram）、普快淨（Proquinazid）、三泰芬（Triadimefon）、得恩地（Thiram）、三氟派瑞（Fluopyram+Trifloxystrobin）、克絕座賽胺（Cymoxanil+Zoxamide）、氟比賽得（Fluopicolide+Fosetyl-Aluminum）、達滅脫定（Ametoctradin+Dimethomorph）

3. **除草劑**：伏速隆（Flazasulfuron）、嘉磷塞（三甲基硫鹽）（Glyphosate-trimesium）、固殺草（Glufosinate-ammonium）、嘉磷塞（異丙胺鹽）（Glyphosate-isopropylammonium）

4. **其他藥劑**：克美素（Chlormequat chloride）、益收生長素（Ethephon）、氰滿素（Cyanamide）、移植生長素（NAA）、勃激素A3（Gibberellic acid (GA3)）、福芬素（Forchlorfenuron）、茉莉酸丙酯（Prohydrojasmon）、細胞分裂素（Cytokinins）

蓮霧、芭樂、楊桃

等其他皮可食大果實水果

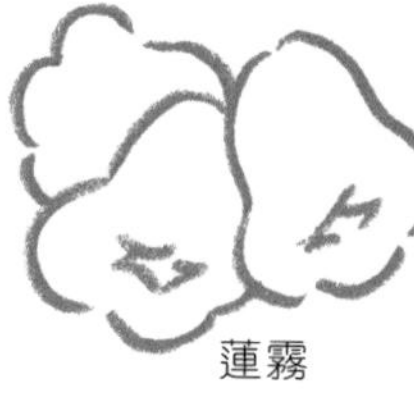

蓮霧

擔心指數
系統型 ❤♡♡
接觸型 ❤♡♡

認識作物

大多數的皮可食水果雖然有套袋處理，但仍需要仔細清洗，以避免接觸型的農藥殘留；而在系統型農藥方面，因為果實佔整體果樹的比例較少，所施用的農藥會轉移到其他部位。皮可食用的大果實，多半在採下後，會經貯放後熟的階段，此時仍會進行呼吸作用，並且有酵素活性，有助於代謝殘留的系統型農藥。

這樣洗才乾淨

貯放

有的種類不耐常溫貯放，最好以冷藏的方式儲藏，隨時觀察水果的鮮度，避免發生過熟、腐敗而無法食用的情形。

搓洗

以流動的水搓洗表面，蒂頭凹陷處容易積聚藥劑，則用軟刷輕輕刷洗。

浸泡

以清水蓋過水果高度，浸泡二十至三十分鐘，期間要換水兩三次。

切除

切除果柄、果臍或蒂頭部分，再做切塊處理。

要注意刀子若接觸到蒂頭不潔處，必須洗乾淨再切塊，以免汙染果肉。

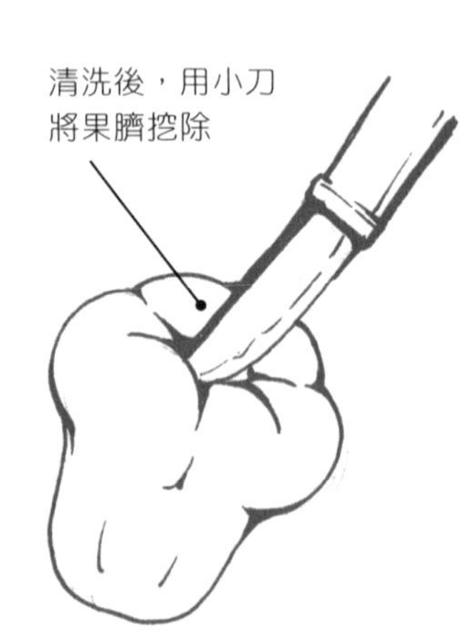

農藥如何殘留

● **系統型藥劑**

相對於果樹植株大小，果實比例

上較小，在殘留會被稀釋的情況下，果實內的殘留量極少。但如果只能冷藏鮮貯，殘留的藥劑比較不易散失。

● 接觸型藥劑

因為此類水果連皮食用，會比較擔心無法去除殘留。如果有套袋的話，就可以隔絕接觸型的藥劑，選購時可多注意。而蓮霧、芭樂的果柄與果臍是農藥最容易累積殘留處，要多加清洗，並且切除。

合法使用農藥種類

作物群組為小漿果類，植物保護資訊系統所推薦合法使用農藥主成分如下：

蓮霧

1. **殺蟲劑及殺蟎劑**：可尼丁（Clothianidin）、陶斯松（Chlorpyrifos）、亞滅培（Acetamiprid）、益洛寧（lambda-Cyhalothrin+Phosmet）、合芬寧（Halfenprox）、克凡派（Chlorfenapyr）、益達胺（Imidacloprid）、免扶賽洛寧（Benfuracarb+lambda-Cyhalothrin）、丁基加保扶（Carbosulfan）、亞滅寧（alpha-Cypermethrin）、加保福化利（Carbaryl+tau-Fluvalinate）、福化利（tau-Fluvalinate）、賽洛寧（lambda-Cyhalothrin）、第滅寧（Deltamethrin）、賜派滅（Spirotetramat）、達特南（Dinotefuran）、第滅達胺（Deltamethrin+Imidacloprid）、賽速安（Thiamethoxam）、矽護芬（Silafluofen）、貝他-賽扶寧（beta-Cyfluthrin）、畢芬寧（Bifenthrin）、密滅汀（Milbemectin）、得芬瑞（Tebufenpyrad）、芬普寧（Fenpropathrin）、百利普芬（Pyriproxyfen）、賽扶寧（Cyfluthrin）、賜諾特（Spinetoram）、礦物油（Petroleum oils）、速殺氟（Sulfoxaflor）、陶斯松（Chlorpyrifos）、愛殺松（Ethion）、賜滅芬（Spiromesifen）、芬殺蟎（Fenazaquin）、賜派芬（Spirodiclofen）、賽芬蟎（Cyflumetofen）
2. **殺菌劑**：亞托待克利（Azoxystrobin+Difenoconazole）、克熱淨（烷苯磺酸鹽）（Iminoctadine tris (albesilate)）、貝芬四克利（Carbendazim+Tetraconazole）、三氟敏（Trifloxystrobin）、百克敏（Pyraclostrobin）、得克利（Tebuconazole）、扶吉胺（Fluazinam）、亞托

敏（Azoxystrobin）、保粒快得寧（Polyoxins+Oxine copper）、克收欣（Kresoxim-methyl）、撲克拉錳（Prochlorate Manganese）、腐絕快得寧（Thiabendazole）、貝芬硫醌（Carbendazim+Dithianon）、嘉賜貝芬（Kasugamycin+Carbendazim）、依普同（Iprodine）、甲基多保淨（Thiophanate-methyl）、腈硫克敏（Pyraclostrobin+Dithianon）、免得爛（Metiram）、賽普護汰寧（Cyprodinil+Fludioxonil）、腈硫醌（Dithianon）、鋅錳乃浦（Mancozeb）、錳乃浦（Maneb）、達滅克敏（Pyraclostrobin+Dimethomorph）、賽座滅（Cyazofamid）、凡殺克絕（Famoxadone+Cymoxanil）、嘉賜銅（Kasugamycin+Copper oxychloride）、福賽快得寧（Fosetyl-Al+Oxine-copper）、嘉賜快得寧（Kasugamycin+Oxine-copper）、三元硫酸銅（Tribasic copper sulfate）、白列克敏（Pyraclostrobin+boscalid）、枯草桿菌（*Bacillus subtilis*）、氟比拔克（Fluopicolide+Propamocarb hydrochloride）、滅特座（Metconazole）、貝芬撲克拉（Carbendazim+Prochloraz）、得恩地（Thiram）、三氟派瑞（Fluopyram+Trifloxystrobin）

3. **除草劑**：固殺草（Glufosinate-ammonium）、草殺淨（Ametryn）
4. **其他藥劑**：巴克素（Paclobutrazol）、勃激素 A3（Gibberellic acid (GA3)）

芭樂

1. **殺蟲劑及殺蟎劑**：益洛寧、亞滅培、達特南、貝他 - 賽扶寧、賽速安、益達胺、加保福化利、畢芬寧、亞滅寧、賽洛寧、陶斯松、百利普芬、丁基加保扶、賜派滅、克凡派、密滅汀、芬普寧、賜諾特、賜滅芬、芬殺蟎、愛殺松、益斯普（Ethiprole）、安丹（Propoxur）、納乃得（Methomyl）、加保利（Carbaryl）、第滅寧、賽扶益達胺（Cyfluthrin+Imidacloprid）、滅大松（Methidathion）、賽速洛寧（Thiamethoxam+lambda-Cyhalothrin）、福化利、賜諾殺（Spinosad）、賜派芬、得芬瑞、覆滅蟎（Formetanate）、礦物油、芬普蟎（Fenpyroximate）、依殺蟎（Etoxazole）
2. **殺菌劑**：扶吉胺、得克利、依普同、甲基多保淨、腈硫克敏、百克敏、克熱淨（烷苯磺酸鹽）、免得爛、三氟敏、賽普護汰寧、克收欣、腐絕快得寧、腈硫醌、鋅錳乃浦、錳乃浦、福賽快得寧、賽座滅、達滅克敏、凡殺克絕、三元硫酸銅、亞托敏、得恩地、三氟派瑞、氟比拔克
3. **除草劑**：固殺草、嘉磷塞異丙胺鹽（Glyphosate-isopropylammonium）
4. **其他藥劑**：無

楊桃

1. **殺蟲劑及殺蟎劑**：陶斯松、第滅寧、亞滅寧、加保福化利、益洛寧、亞滅培、益達胺、達特南、賽扶寧、畢芬寧、賜派滅、克凡派、福化利、密滅汀、得芬瑞、芬普寧、賜諾特、芬殺松（Fenthion）、芬化利（Fenvalerate）、礦物油、百利普芬、芬普蟎、賽芬蟎、賜派芬、芬殺蟎、愛殺松、賜滅芬
2. **殺菌劑**：扶吉胺、得克利、依普同、甲基多保淨、腈硫克敏、百克敏、克熱淨（烷苯磺酸鹽）、免得爛、三氟敏、賽普護汰寧、克收欣、亞托敏、腐絕快得寧、腈硫醌、得恩地、鋅錳乃浦、錳乃浦、鋅波爾多（Basic zinc sulfate+Basic copper sulfate）、鹼性氯氧化銅（Copper oxychloride）、多保鏈黴素（Thiophanate-methyl+Streptomycin）、4-4 式波爾多液（Bordeaux mixture）、銅快得寧（Copper hydroxide+Oxine-copper）、套袋（甲）（Chlorothalonil）、依瑞莫（Ethirimol）、亞賜圃（Isoprothiolane）
3. **除草劑**：固殺草
4. **其他藥劑**：無

甘蔗

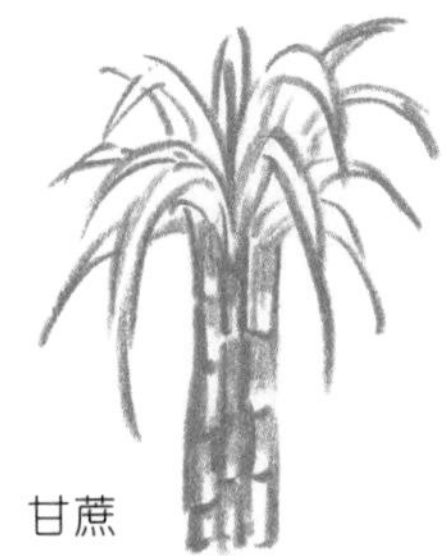

甘蔗

擔心指數

系統型 ♥♥♥

接觸型 ♥♥♥

認識作物

甘蔗可以分為加工用的白甘蔗及生食用的紅甘蔗。白甘蔗的外皮硬、呈黃綠褐色，莖細、節間短、水分少、糖分高，多用於加工製糖；紅甘蔗外皮脆、呈深紫紅色，莖粗、節間長、水分多、糖分低，多直接生食或榨汁飲用。

在市場上購買甘蔗，大部分店家會幫忙削去外皮，或是榨汁販售。消費者通常不需要直接處理甘蔗的農藥殘留，因為採收後至販賣之前，一般會經過貯放，可促進系統型藥劑的消退；且買回來多半已經去好皮，接觸型藥劑在去皮後即無藥劑殘留。

農藥如何殘留

● **系統型藥劑**

甘蔗主食莖部，系統型藥劑殘留也以莖為主，但透過貯放通常會消退。

● **接觸型藥劑**

甘蔗以去皮方式食用，沾附接觸型藥劑的表皮在之前已去除，食用時應已無接觸型藥劑殘留。

合法使用農藥種類

甘蔗類在植物保護資訊系統中所推薦合法使用農藥主成分如下：

甘蔗

1. **殺蟲劑及殺蟎劑**：撲滅松、馬拉松、亞芬松、托福松、福瑞松
2. **殺菌劑**：蓋普丹（Captan）、免賴得（Benomyl）
3. **除草劑**：達有龍（Diuron）、草脫淨（Atrazine）、免拔草（PESCO）、草殺淨（Ametryn）、二、四一地（2,4-D）、草滅淨（Simazine）、三福林（Trifluralin）、亞速爛（Asulam）、滅必淨（Metribuzin）、復祿芬（Oxyfluorfen）、嘉磷塞（異丙胺鹽）（glyphosate-isopropylammonium）、拉草（Alachlor）、愛速隆（Isouron）、莫多草淨（Metolachlor+Atrazine）達有龍（Diuron）、草脫淨（Atrazine）、免拔草（PESCO）、草殺淨（Ametryn）、二、四一地（2,4-D）、草滅淨（Simazine）、三福林（Trifluralin）、亞速爛（Asulam）、滅必淨（Metribuzin）、復祿芬（Oxyfluorfen）、嘉磷塞（異丙胺鹽）（glyphosate-isopropylammonium）、拉草（Alachlor）、愛速隆（Isouron）、莫多草淨（Metolachlor+Atrazine）
4. **其他藥劑**：斯美地（Metham-sodium）、福瑞松（Phorate）、托福松（Terbufos）、歐殺滅（Oxamyl）、益收生長素（Ethephon）

堅果類

栗、胡桃

及腰果、杏仁、開心果、山胡桃、榛果、夏威夷果、銀杏、松子等堅果

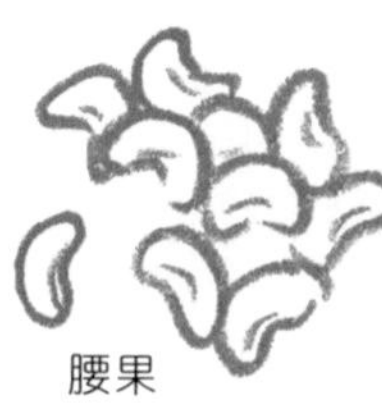
腰果

擔心指數
系統型 ♥♥♥
接觸型 ♥♥♥

認識作物

堅果類的食物，大部分都是較大的喬木果實，具有堅硬的外殼保護，且在果實成熟時果皮不開裂，農藥殘留可能性低。

這樣處理更安全

以農藥而言，殘留在此類作物上的機率很少。但是在保存這些乾燥且營養價值高的堅果類農產品時，可能會使用到防腐劑或抗氧化劑等食品添加劑，因此建議大家在食用前不妨先讓堅果稍微透透氣，這樣可稍微減少

此類食品添加劑的殘留。

農藥如何殘留

● 系統型藥劑

堅果類的農作物，大部分是較大的樹木所結的果實或種子，如施以系統型藥劑防治，經植物吸收後轉移到果實或種子時，已經是極微小的量，幾乎不會有殘留。

● 接觸型藥劑

接觸型的藥劑在噴施後，本來接觸這類小果實的量已極低，加上這些堅果作物收成後，經乾燥、去殼等等過程，大概都已消失殆盡了。

● 合法使用農藥種類

作物群組為堅果類，植物保護資訊系統中無農藥使用的推薦。

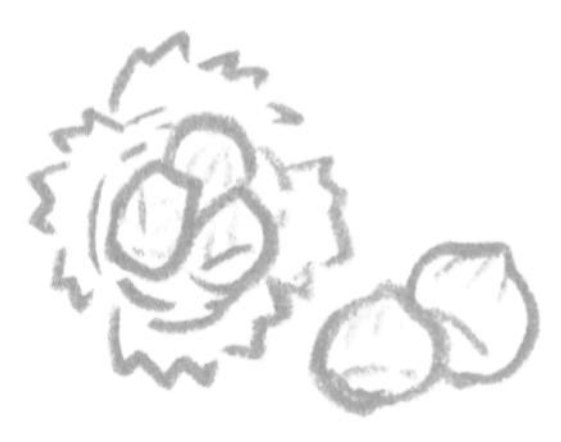

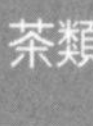

茶
及花草茶、中藥茶等茶飲用植物

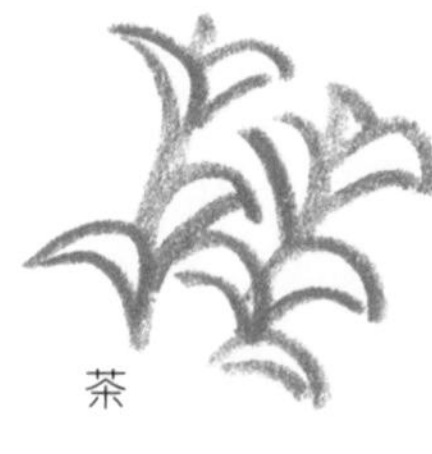
茶

擔心指數
- 系統型 ♥♥♥
- 接觸型 ♥♥♥

認識作物

茶類的作物群組泛指用於沖泡的一系列農作物產品，所以食用的植物部位，不一定像茶葉是採摘茶樹的嫩芽，再經過繁複製作程序所得到的產品，而是廣泛使用植物的葉、莖、根、花、種子、甚至樹皮等等，有些是經乾燥處理，有些則是新鮮植物摘取後沖泡食用。

在這個分類群組中，不論是否經過加工製作過程，皆以沖泡（或是水煮）的方式食用或飲用為主。而此種方式以水為媒介，若使用的藥劑可溶解於水，比較容易有食用的疑慮。

首先針對系統型藥劑說明，一般系統型藥劑是植物吸收後，再傳遞分布至農作物全株，通常有較大的水溶解度，利於藥劑在植物體內的移動與分布，所以較有可能會溶解到沖泡飲料中，但是系統型藥劑在茶類飲品加工製造過程中會快速分解，因此在經過處理後的茶類中殘留量極少，並不用擔心。

而接觸型的藥劑，通常水溶解程度比較低，在用水沖泡的過程中，不易溶出至茶湯，所以被人攝取的機率也降低。

這樣處理更安全

如果是新鮮採摘即沖泡的茶類飲品，例如未經乾燥處理的花草茶，則以熱水初次沖泡約一分鐘後，將茶湯倒去，再開始重新沖泡飲用。

至於茶葉方面，茶農製茶過程可能會沾染灰塵，也可藉由倒去初次沖泡茶湯的方式清除，但初次沖泡時間不宜過久，以免影響茶飲的風味，或者使易揮發成分散失。如果直接以此群組中的農作物入菜，則依照取食部位，查詢本書類似的類別，依其方式清洗即可。

農藥如何殘留

● 系統型藥劑

這個分類群組食用部位有葉、莖、根、花、種子等等，殘留系統型藥劑的部位不易區分，因此，在此分類群組中就將其視為會殘留在食用部位的內部。

● 接觸型藥劑

接觸型藥劑施用後會分布於植物表面，因此主要分布在植體的外部，在此分類群組中有部分是種子或花卉，會有部分受到種皮或是花萼的保護，並未暴露在外；如果是食用葉部，附著接觸型藥劑的機會大於莖部及根部。基本上所有植物的外表，都是接觸型藥劑可能附著的位置，並沒有特定殘留部位。

合法使用農藥種類

作物群組為茶類，植物保護資訊系統中所推薦合法使用農藥主成分如下：

茶

1. **殺蟲劑及殺蟎劑**：馬拉松（Malathion）、賽洛寧（lambda-Cyhalothrin）、畢芬寧（Bifenthrin）、陶斯松（Chlorpyrifos）、益達胺（Imidacloprid）、汰芬隆（Diafenthiuron）、芬化利（Fenvalerate）、白克松（Pyraclofos）、硫敵克（Thiodicarb）、可尼丁（Clothianidin）、賽滅淨（Cyromazine）、達特南（Dinotefuran）、賽速洛寧（Thiamethoxam+lambda-Cyhalothrin）、亞滅培（Acetamiprid）、賽速安（Thiamethoxam）、密滅汀（Milbemectin）、賽達松（Phenthoate）、培丹（Cartap hydrochloride）、第滅寧（Deltamethrin）、免扶克（Benfuracarb）、礦物油（Petroleum oil）、合芬寧（Halfenprox）、依殺蟎（Etoxazole）、克凡派（Chlorfenapyr）、芬殺蟎（Fenazaquin）、畢汰芬（Pyrimidifen）、阿納寧（Acrinathrin）、畢達本（Pyridaben）、芬普蟎（Fenpyroximate）、芬普寧（Fenpropathrin）、硫黃（Sulfur）、蟎離丹（Oxythioquinox）、得芬瑞（Tebufenpyrad）、賽芬蟎（Cyflumetofen）、加保利（Carbaryl）、加保扶（Carbofuran）、百滅寧（Permethrin）、美文松（Mevinphos）、蘇力菌（*Bacillus thuringiensis*）、魚藤精（Rotenone）、大利松（Diazinon）、美氟綜（Metaflumizone）、氟芬隆（Flufenoxuron）、加福松（Isoxathion）、克福隆（Chlorfluazuron）、氟尼胺（Flonicamid）、布芬第滅寧（Buprofezin+Deltamethrin）、加保福化利（Carbaryl+tau-Fluvalinate）、撲芬松（Fenvalerate+Fenitrothion）、賽扶寧（Cyfluthrin）、亞滅寧（alpha-Cypermethrin）、納乃得（Methomyl）、滅大松（Methidathion）、賜諾特（Spinosad）、脫芬瑞（Tolfenpyrad）、布芬淨（Buprofezin）、賜派芬（Spirodiclofen）、賽安勃（Cyantraniliprole）、因滅汀（Emamectin benzoate）、賜諾殺（Spinosad）、護賽寧（Flucythrinate）、賜派滅（Spirotetramat）、賽派芬（Cyenopyrafen）、賜滅芬（Spiromesifen）、阿巴汀（Abamectin）、鮎澤蘇力菌NB-200（*Bacillus thuringiensis* subsp.aizawai strain NB-200）
2. **殺菌劑**：三得芬（Tridemorph）、快得寧（Oxine-copper）、嘉賜銅（Kasugamycin+Copper oxychlo-ride）、護汰芬（Flutriafol）、三泰芬（Triadimefon）、百克敏（Pyraclostrobin）、易胺座（Imibenconazole）、賽福座（Triflumizole）、扶吉胺（Fluazinam）、四克利（Tetraconazole）、得克利（Tebuconazole）、免賴得（Benomyl）、待克利（Difenoconazole）、甲基多保淨（Thiophanate-methyl）、嘉賜貝芬（Kasugamycin+Carbendazim）、貝芬四克利（Carbendazim+Tetraconazole）、腈硫克敏（Pyraclostrobin+Dithianon）、腈硫醌（Dithianon）、亞托敏（Azoxystrobin）、保粒黴素（丁）（Polyoxorim）、克熱淨（烷苯磺酸鹽）（Iminoctadine tris (albesilate)）、三氟敏（Trifloxystrobin）、亞托待克利（Azoxystrobin+Difenoconazole）、三氟派瑞（Fluopyram+Trifloxystrobin）
3. **除草劑**：甲基合氯氟（Haloxyfop-P-methyl）、巴拉刈（Paraquat）、理有龍（Linuron）、達有龍（Diuron）、亞速爛（Asulam）、三福林（Trifluralin）、復祿芬（Oxyfluorfen）、嘉磷塞異丙胺鹽（Glyphosate-isopropylammonium）、伏寄普（Fluazifop-butyl）
4. **其他藥劑**：無

咖啡
及可可、可樂果等飲品植物

咖啡

擔心指數
系統型
接觸型

認識作物

咖啡、可可的果實都能加工製作成飲品，因此放在同一類的作物群組，不過這兩種日常生活中經常食用或飲用的作物，最終產品的生產方式完全不同。

簡單的說，咖啡是在生豆採收後，經去皮、發酵、乾燥、烘焙等步驟，製成咖啡豆（熟豆），要飲用咖啡時，再用水萃的方式抽提出豆中成分來飲用。可可則是做為生產巧克力的主要原料，由採收的可可果實中剖出可可豆，再經過發酵、乾燥、烘焙、研磨，製成可可漿，分離出可可脂與可可粉，最後依生產的巧克力所需，將可可粉、可可脂添加乳品、糖等，進一步加工製成巧克力。

這樣處理更安全

一般人所接觸的咖啡或可可，都是已經製作好的成品，加上咖啡製作原料是果實，與茶以茶樹葉為原料不同，製作時再經去皮、發酵、乾燥、烘焙，農藥殘留的可能性極低，如果依然擔心農藥殘留，可以在購買時挑選經有機認證的咖啡豆。

農藥如何殘留

● 系統型藥劑

咖啡或可可結的果實或種子，施以系統型藥劑後，經植物吸收再轉移到果實或種子時，已經是非常微量，再經過後製過程，幾乎不會有殘留。

● 接觸型藥劑

接觸型的藥劑在噴施後，接觸果

實或種子的量本已極低，加上收成後要經乾燥、去殼等等過程，即使殘留也幾乎消失殆盡。

合法使用農藥種類

作物群組為咖啡類，植物保護資訊系統中所推薦合法使用農藥主成分為：

咖啡

1. **殺蟲劑及殺蟎劑**：第滅寧（Deltamethrin）、礦物油（Petroleum oils）、陶斯松（Chlorpyrifos）、布芬淨（Buprofezin）
2. **殺菌劑**：亞托敏（Azoxystrobin）、得克利（Tebuconazole）、百克敏（Pyraclostrobin）
3. **除草劑**：無
4. **其他藥劑**：無

Part 3

網路追追追，傳言破解

櫻桃裡寄生了一種蛆蟲，幾乎一〇〇%的櫻桃裡面都有。

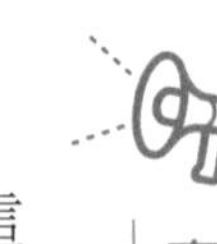

專家說

這是一則由中國網路所傳出來的訊息。臺灣並沒有生產櫻桃，全部是進口的。進口農產品在輸入之前都需要進行檢疫工作，不論是植物或植物產品，都要依《植物防疫檢疫法》、《植物防疫檢疫法施行細則》、《中華民國輸入植物或植物產品檢疫規定》等植物檢疫有關法規與規定執行。

以櫻桃為例，只要有出現果實蠅的地區所產生的櫻桃即不可輸入。例如伊朗為桃果實蠅（*Bactrocera zonata*）發生疫區，櫻桃為該害蟲之寄主，依《中華民國輸入植物或植物產品檢疫規定》，伊朗產櫻桃鮮果實禁止輸入我國。由於同樣的檢疫規定，櫻桃為地中海果實蠅（*Ceratitis capitata*）之寄主，德國為該害蟲發生疫區，所以德國產的櫻桃也禁止輸入臺灣。

由其他地區進口櫻桃，則需要檢附各該國檢疫機關簽發的檢疫證明書等各項資料，若資料不全不可輸入，會被退運或銷毀。如果運送過程中會經過某些櫻桃疫病蟲害發生的國家或是地區（例如經香港、新加坡轉運），還要依《植物或植物產品運輸途中經由特定疫病蟲害疫區輸入檢疫作業辦法》辦理，主要是要求包裝完整密合，保障在轉運時不會被疫病蟲害入侵。所以在臺灣市面上合法販售、包裝完好的櫻桃，並不會有長蛆的問題。

網路上會流傳這樣的說法，有以下幾個可能：一、中國櫻桃鮮果實為番石榴果實蠅（*Bactrocera Correcta*）寄主，因此中國的櫻桃可能出現果實蠅幼蟲。二、市場販售時保存條件不佳，如果又放了幾天，可能就有果蠅入侵。至於有沒有嚴重到百分之百的櫻桃裡都有，那就存疑了。

＊植物檢疫資訊可查詢農委會動植物防疫檢疫局網站www.baphiq.gov.tw。

為了讓西瓜比較甜，會用打針的方式注入甜味劑。

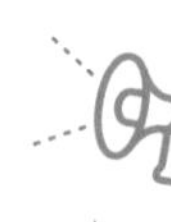

專家說

這則消息最初是盛傳於中國的網路上。內容是中國不肖商人為了讓西瓜賣相佳，用針注入色素和甜味劑，文章裡面還附上照片，清楚標出西瓜哪些地方有打針的痕跡，造成大多數民眾一吃到甜度較高的西瓜，就擔心自己嘴裡的西瓜是不是被打了針。

其實這是很誇張的誤導，我們從幾個層面來說明：首先，在田裡的西瓜是要靠外皮來保護裡面充滿水分及甜分的果肉，如果用針將瓜皮刺穿，馬上就會被微生物入侵、引來蟲蟻等昆蟲侵襲，再加上田間的陽光曝晒，西瓜馬上就會腐爛。

其次西瓜果肉密實，如果要打入藥劑，無法以快速大量的注入方法進行，因為強行注入液體會從注入孔回溢出來，需要用像點滴的方式讓液滴進入。而有看過西瓜田的人就知道，瓜田都是一整片平原，根本沒有可以掛點滴的設施或位置。

我們再想想西瓜在品質極佳的盛產季節，產地批發價一顆不過兩百元，如果農民還要到田裡幫西瓜一顆一顆打針、用藥，只為了增加甜度，那成本都不知道要增加多少。所以消費者從一些情理上去判斷及了解，就可以知道這個謠言根本就不可信。

用精鹽洗蔬菜，去毒不成反被毒害。

專家說

有關用鹽洗蔬菜，能否有效去除農藥殘留的問題，在本書第一部分的問答中已有提及，主要是因為食鹽水並沒有可以幫助農藥溶出或是分解的特性，因此清洗效果和使用清水沒有什麼大的差別。

而使用食鹽水清洗的方式，大部分是要先將食鹽溶於水盆，再放入蔬果浸泡清洗，少了在水龍頭底下直接沖洗的動作，反而可能減少沖掉蔬果表面附著藥劑的機會。所以，現在不少消費者已漸漸了解用鹽水洗蔬果並不會有比較好的效果。

但現在又有另一種說法，「用精鹽洗菜是很危險的，因為精鹽會使農藥化學成分被『鎖在』蔬菜上」。其實食鹽也不會有這種鎖住農藥成分的效果。由於食鹽主要成分是氯化鈉，在水中會解離為鈉離子與氯離子，但都是很安定的狀態，不容易與農藥發生化學作用，或是增加農藥在蔬菜上的附著等作用。

網路說

現在的豆芽是用化肥水泡出來的。

專家說

很多人看到這則消息，立即聞豆芽而色變。其實這是一個來自中國的故事，內容非常的長，裡面主要提到幾種「化肥」用藥，分別是尿素豆芽、特效無根豆芽素、保險粉（又名漂白粉）和防腐劑。

實際上，在臺灣市場上常聽到豆芽菜被檢驗出殘留二氧化硫，主要是因為亞硫酸鹽是合法的食品添加劑之一，同時具有抗氧化（食品添加劑第三類）及漂白（食品添加劑第四類）的效果，但政府並不允許亞硫酸鹽使用在豆芽菜上。然而仍有極少數人為了保鮮及美觀，會在芽菜收成後非法使用，造成二氧化硫的殘留。當政府機關從市場上抽驗，若發現有問題的芽菜，即會加以裁罰並進行管控。

至於使用尿素、豆芽素等等的說法，實際上都不太可能發生。這是因為豆芽菜在豆子泡水軟化外皮後，必須將水倒掉才能發芽，不然在發豆芽期間會出現腐敗情形，而且豆芽生長的主要營養是由豆子本身供給，因此使用尿素水去浸泡是沒有用的。

另外，豆芽菜雖然名稱叫芽菜，但這個芽其實是豆子最先長出的根，如果使用無根豆芽素，豈不反而讓芽菜無法生長？所以這也是錯誤的。在常溫下，豆芽菜長成僅需三天左右，並沒有使用防腐劑的必要。

網路說

農民會在「鳳梨心」注射生長激素。

專家說

鳳梨是可以合法使用植物生長調節劑的，主要應用在：

一、鳳梨生長調節：在鳳梨果實發育期中，會適當的施用「萘乙酸鈉（NAA-sodium）」，避免因乾旱所引起之果梗腰折、增加果重、延遲成熟期，並可以調節產期。使用此藥劑注意事項為：(1)發育良好的鳳梨園不必施藥，以發育較差的鳳梨園為施藥對象；(2)每個果實僅可施藥一次，絕不可連續施藥兩次以上；(3)夏果或供外銷用鮮果，施用本劑後，不耐貯放，必須盡量避免施用，如為改善鮮果外觀，應將濃度減半再行施用；(4)不按規定施藥，容易增加病果發生，以及抑制吸芽、裔芽發育等不良效果，同時也會影響果實品質。

二、鳳梨催熟：施以「益收生長素」可促進鳳梨成熟、縮短採收期間，並可減少採收次數。但是外銷用果實不宜施用。此外，如過早施用，可能會引起果實減輕。（※資料來源為植物保護資訊系統）

前述兩種生長調節劑之所以不建議施用於外銷用鮮果，是因為會使鳳梨不耐貯放，無法長途運輸。

三、抑制抽穗：鳳梨抽穗抑制劑是用於抑制鳳梨植株開花抽穗，因此施用時鳳梨尚未有果實。

所以，網路上鳳梨注射生長激素後可以迅速結果收成的說法，就如同西瓜打針一樣，也是不合常理的。

小心水煮玉米，有劇毒。

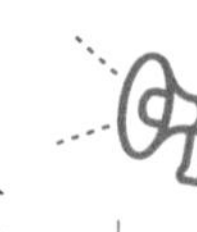

專家說

這則水煮玉米有毒的訊息在網路上流傳已久，主要是說玉米中殘留胺基甲酸鹽類殺蟲劑加保扶的問題。

確實玉米在田間防治害蟲時是可以使用加保扶，像玉米穗夜蛾及玉米螟等都有推薦使用，在玉米中的殘留容許量是**0.5ppm**，以三%粒劑施用於心葉的方式，有三十天安全採收期的規定（採收前三十天必須停止施藥）。

雖然加保扶是具有較大毒性的一個藥劑，但由於是系統型藥劑，被植物吸收後須移轉，才能發揮其殺蟲作用，因此在施用後分布到整個植株，會有稀釋的情形，而歷年來玉米農藥殘留檢測結果中，並未發現加保扶殘留，但雖然如此，在取食玉米前仍要確實清洗。

在此篇訊息中同時提及「把玉米

粒削下來煮，不要整根丟下去煮」，或是「在外購回玉米，先用大鍋把玉米煮熟，水瀝掉後，再把已熟玉米加入排骨湯煮一下」等等說法，或許有些過度擔心農藥殘留，而以過激的方法處理玉米，這種做法反而使玉米失去鮮甜風味，玉米所擁有的營養價值也流失了。

*關於新鮮玉米的農藥殘留與清除，請詳閱八十八頁〈新鮮玉米〉一文。

蘑菇吸收重金屬能力超強。

專家說

在這則文章的內容中，針對蘑菇提出吸收重金屬的問題：「蘑菇雖好，但有個很重要的特點，就是對重金屬的富集能力很強，最多可以達到一百多倍。幾乎所有重金屬，如鉛、汞、鎳等等，蘑菇都會富集。」由文中用詞看來，似乎又是來自中國的傳言。

事實上，臺灣菇類作類的栽培方式與生長的環境，幾乎沒有機會接觸到重金屬。菇類是以椴木、太空包或腐植土堆肥完熟等方式栽培，並不是採集而來，而且在重金屬汙染的區域或土壤，也沒有適合蘑菇生長的環境。也許是在實驗室的試驗中，發現蘑菇具有吸收累積重金屬的能力，其實許多農作物也都有這能力，但並不代表這些農產品內，就有重金屬的殘留或聚積。

反季水果成了問題水果。

專家說

反季水果？是不是指非當季生產的水果？所謂的問題水果又是什麼問題？看到這則傳言，就知道又是來自中國的說法。再經由網路搜尋文章，歸納後發現應該是指下列四種水果，各自有不同的傳言，先讓我們了解一下網路上怎麼說：

一、草莓：據說中間有空心、形狀不規則又碩大的草莓，通常是激素過量所致。草莓用了催熟劑或其他激素之後，生長期變短，外表顏色也變新鮮，但果味卻變淡了。

二、香蕉：據說為了讓香蕉表皮變得嫩黃好看，有不法商販會用二氧化硫來催熟，但果肉吃上去仍是硬硬的，一點也不甜。二氧化硫對人體是有害的。

三、西瓜：據說超出規定標準使用催熟劑、膨大劑及劇毒農藥，使得西瓜帶毒。這種西瓜皮上的條紋不均勻，切開瓜囊時特別鮮，但瓜子卻是白色的，吃完嘴裡有異味。

四、葡萄：據說一些不法商販和果農使用催熟劑乙烯，把乙烯和水按照比例稀釋，將沒有成熟的青葡萄放入稀釋液中浸濕，過一兩天青葡萄就變成紫葡萄了。

看完這四種說法，其實臺灣的消

費者不用過於擔心，因為在臺灣並不會使用上述方法栽培這四種水果，但中國農民是否有採用這些農耕方式就不得而知了。

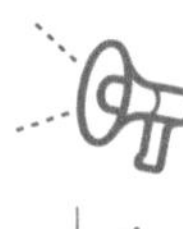

土豆（馬鈴薯）、紅薯（地瓜）、荸薺、銀杏不能連皮吃。

專家說

網路上提到的四種不能連皮吃食物分別是：土豆、紅薯、荸薺、銀杏。土豆在臺灣稱為馬鈴薯，紅薯就是番薯或地瓜，而銀杏在臺灣沒有栽種供食用。

雖然網路上說馬鈴薯發芽、地瓜得黑斑病等，確實會產生一些有毒成分，但基本上這四樣食物在食用時都要去皮。即使皮削得不乾淨，少量吃到，也不會嚴重到中毒。

美國有十二大含農藥的骯髒蔬果。

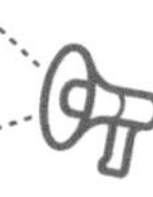

專家說

這則消息來源是一個美國網站www.ewg.org，該網站公告十二種檢出較多殘留農藥的蔬果及十五種較少檢出有農藥殘留的蔬果名單。

這份名單具有部分參考價值，但美國的農業耕作環境與作物栽培方式和臺灣有很大的不同，包括農作物的種類、病蟲害發生的情形也不一樣，都會影響農藥的使用方法及農作物的收成方式。因此，雖不需將此文章奉為圭臬，但不妨做為購買美國進口蔬果時的參考。

至於國內生產的農產品，則可以參考農委會、衛福部及各地方衛生局在市面上抽檢的結果做為判斷依據，配合購買新鮮、當季的蔬果，仔細清洗後，即可安心食用。

甜玉米、紫地瓜都是基因改造食品，千萬別買別食用！

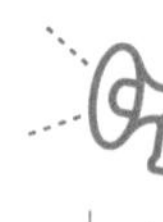

專家說

這則網路謠言已由臺南區農業改良場闢謠。目前國內這些農產品都是用傳統育種方式所育出的，其作物本身特性如此，並不是基因轉殖。

臺灣農業技術進步舉世皆知，因此農產品的品質不斷精進，不論外觀大小、顏色和甜度的增進等，都有很大的進步。消費者選購時不必因為某個農產品與之前買的在外觀上（鳳梨釋迦）、顏色上（紫地瓜、黑花生）或是甜度上（超甜玉米）有很大差別，就疑心是否為基因改造的。

我國在基因改造作物上的管理，目前是不准此類作物在國內栽種，但可以進口，因此在國內有合法進口基因改造農產品，但嚴格規定需要完整標示，選購時只要養成識別標示的習慣，即可分辨是否為基因改造的食品或材料了。

另外，還有謠傳說基因改造的產品含有毒素，但市面上核准栽培的基因改造產品與有無含有毒素並沒有關係，不應該將基因改造與毒性畫上等號。

蓮霧添加了人工色素，用衛生紙一擦拭就染色。

專家說

這不只是網路上在流傳，還上過新聞媒體的報導。各種顏色的水果，含有天然來源的花青素等植物色素，這也是水果重要的營養成分之一，尤其是一些漿果類，像是草莓、蓮霧、桑葚、葡萄等水果，表皮容易破損，滲出的有色汁液即帶有花青素成分。

除了這些漿果之外，在市場上常見到紫色高麗菜或是紫色花椰菜等，被學生拿去取出汁液，做為酸鹼試驗的材料，也都是利用這些蔬菜水果中含有高量花青素，這些成分都是很重要的營養成分。千萬不要被誤導，將營養成分當成人工色素的添加。也不要相信可用衛生紙擦拭來判斷水果是否有添加人工色素。

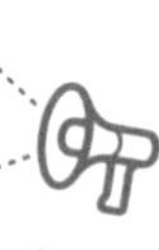

泰國榴槤浸泡有毒黃色液體。

專家說

這是來自香港的一則網路消息。

衛福部食品藥物管理署針對此說法，自坊間採樣並分析榴槤表面的黃色物質，結果其成分主要是三種天然薑黃萃取物質（Curcuminoids）。

同時食藥署也向出口國衛生部門

（泰國食品藥物管理局）查證，認為浸泡薑黃溶液可能是當地業者為保護榴槤外皮及光澤所採用的一種措施。

薑黃是天然植物來源的成分，日常食用的咖哩亦含有此原料，如果民眾仍不放心，可在選購時進行挑選。

竹筍含有劇毒農藥年年冬精。

專家說

竹筍使用的農藥，主要是防治蟲害，並且都是針對地上部，而竹筍都是自地下部新長出來的幼嫩芽部，還沒冒出土就要採收了，因此接觸到農藥的機會極微。

況且目前農藥品項並沒有「年年冬精」這樣藥劑，農藥中的殺蟲劑加保扶是曾以好年冬的商品名販售，但由於劇毒，已於二〇一七年起禁用，目前市面上已無此藥劑，顯見網路流傳竹筍含有劇毒農藥年年冬精完全是謠言。在食用竹筍時，民眾應該是要注意衛生，畢竟竹筍是自土壤挖掘出來，以及竹筍是否已出土並開始產生氰苷的成分，而不是在意是否有劇毒農藥的殘留。

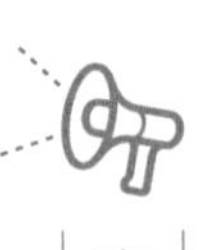

泡茶時有泡沫浮在茶湯上，就代表是有農藥殘留。

專家說

茶葉中含有許多天然成分，其中之一就是皂素（saponin）。使用熱水沖泡茶葉後，皂素就會溶出並產生許多大小不同、數量不一的泡沫，這些泡沫跟皂素的含量有關，與農藥殘留並沒有關係。

其次，有人認為沖泡茶葉的第一泡茶湯含有農藥，最好倒掉，以免把農藥一起喝下肚。事實上，茶葉即使有農藥殘留，其釋出與否跟第幾泡茶並沒有直接相關。在講究泡茶的茶藝而言，第一泡茶是要溫潤乾燥茶葉；就衛生而言，也許製茶過程有細小灰塵落在茶乾上，因此第一泡茶是否倒掉，可視泡茶的人的需要而有不同考量，但第一泡茶並不會有較多農藥。

蝶豆花農藥殘留超標比例高。

專家說

蝶豆花是近年來很夯的手搖飲材料，由於是新興的材料，國內尚未對蝶豆花上的農藥殘留訂有容許量。

而在未訂容許量的情形下，有超過定量極限的農藥被檢驗出來，就是不合格。因此，蝶豆花如果當成農產品栽培，使用農藥來做病蟲害防治，就很容易會發生農藥殘留不合格。

所以，如果國內有農民栽培此作物，就要先進行農藥的登記，合法登記後就會訂定容許量。若是由國外進口，則可提供資料向食藥署申請進口的容許量。至於是否蝶豆花農藥殘留比例真的偏高，就要比較實際的檢驗數據才能確定了。目前蝶豆花仍在評估是否可做為食品原料使用中。

市售柑橘類水果大多用農藥洗過，用防腐劑浸泡過。

專家說

柑橘本來就屬於耐儲運的水果，但運輸及貯放過程仍會受到綠黴菌等病害的侵害。喜歡吃柑橘類水果的消費者一定有見過家裡貯放的柑橘，買回家時外觀上都好好的，但放沒幾天就長滿了綠色或是白色的黴菌，而且即使放在冰箱冷藏也無法避免。這就是發生倉儲病害。目前為防止這些病害的發生，有登記的合法藥劑可減少貯藏性病害，延長柑橘的儲運及貯架壽命。而核准預防貯藏性病害的藥劑為克熱淨及腐絕，亦分別訂有殘留容許量。這些合法的推薦藥劑都有經過嚴格的評估，因此只要正確使用，並不會有問題。如果非法使用藥劑，只要被查到都是會被處罰的。

草莓長得漂亮是因為用了很多農藥。

專家說

草莓香甜可口，色澤鮮麗，一般人都很喜歡，但也會擔心這麼鮮嫩香甜的草莓一定用了大量農藥才長得這麼好，不會生病或被蟲吃。但其實草莓的栽培管理上，使用了相當多的措施，例如田畦覆蓋、網室設施等等，並不是完全依賴農藥，而且使用過多藥劑會加重農民栽培的成本，藥效也並不會更好，反而容易產生抗藥性，影響農民收益。所以草莓使用很多農藥是一種誤解。

還有人質疑草莓常有形狀特殊、大小不一、顏色不均或味道不同，也是農藥造成的。其實大家要了解，草莓是一種連續採收的作物，其果實的成長過程並不一致，大小會隨著長出的草莓在植株上的位置而有不同；形狀則會受到授粉的影響；而且隨著光照的情形，顏色會有不同的呈現，有些品種特性也會有不同顏色的呈現；至於味道、甜度等，則與產期、栽培管理方式及品種較有相關，因此從外觀上判斷草莓是不是使用太多農藥也是不可靠的方法。

葡萄表皮白色的粉末是農藥。

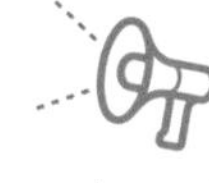

專家說

葡萄表皮呈現霧狀的白色粉末覆蓋，是葡萄自然產生的果粉，並不是農藥。即使有套袋的葡萄也是會有果粉產生，並不是外來加上去的。

許多水果表面都會有果粉，除了葡萄外，還有李子、藍莓等，而蔬菜的冬瓜表面也常有一層白色粉狀物，都是類似的東西。所以這些蔬果表面的白色粉末並不是農藥殘留，清洗葡萄並不是要將表皮的果粉洗掉。

小黃瓜口感苦澀或長得直是因為噴了農藥。

專家說

小黃瓜是最常生食的蔬菜種類之一，其營養成分及對身體健康的幫助已被廣泛的認可，甚至許多人生吃冰涼的小黃瓜來消暑解渴。但有時候吃完後嘴巴會有苦澀感，於是農藥殘留又成了被懷疑的原因。

其實這個苦澀口感跟農藥沒有關係，而是小黃瓜中許多特殊成分所具有的，例如葫蘆科果實中普遍含有的葫蘆素（Cucurbitacin）是一種三萜類化學構造的成分，有特殊苦味，常見於葫蘆科瓜果或是未成熟的瓜果中。

其次，許多果皮中所含的單寧類成分也具有澀感，最常見的是柿子的澀味，由於小黃瓜常是在較幼果時採收且是連皮食用，所以果皮中可能會含有較多單寧成分，讓人在食用後會有澀澀的感覺。

最後是一個黃瓜或冬瓜中含有的特殊成分丙醇二酸（Tartronic acid），這也是容易讓小黃瓜食用後，在口裡留下苦澀口感的原因之一。而上述這些苦澀成分，皆為小黃瓜本身所產生的，與農藥殘留並無關係。

另外，現在很多地方都設有小型的市民農場供市民租用小小一塊地，讓久居城市的人可以在閒暇時享受田園樂趣。可是許多人在自己的小菜園裡種出來的農作物，外觀與市場上販售的有很大差異，例如果實大小、形狀、顏色等。這些休閒農民們在栽培時往往不會使用農藥，於是把差異的原因歸咎於沒有使用農藥的關係，開始懷疑在市面販售的都是噴了農藥，果實才會比較碩大、顏色比較均勻、形狀比較漂亮等等。

其實專業農民在栽培農作物時，有專業的栽培管理方法與技術，施用農藥只是防治病蟲害其中一個手段而已，另外還需要許多的技術配合，例如：適合的季節栽培品種選擇、適當的灌溉與排水、施肥時機的掌握，甚至農業設施的建置等等，才會有我們在市場上看到那種高品質農產品的收穫。同樣的，市場上大小接近、顏色鮮綠、形狀筆直的小黃瓜，也都是在適時適地以及專業的農業技術下所獲得的結果，而不是有某種農藥噴了會讓小黃瓜長得筆直。

至於小黃瓜長得彎曲或畸型，可能的原因有溫度、光照、水分、土壤、肥料，甚至病蟲害也都有可能。

品項	1月	2月	3月	4月	5月	6月	7月	8月	9月	10月	11月	12月
胡蘿蔔		■	■									
苦瓜	■	■	■			■	■	■	■	■	■	■
茂谷柑	■	■	■								■	■
茄子	■	■	■									
韭	■	■	■	■	■	■	■	■	■	■	■	■
香水檸檬	■	■	■								■	■
香菇	■	■	■	■	■	■	■	■	■	■	■	■
香蕉	■	■	■	■	■	■	■	■	■	■	■	■
桂竹筍				■	■							
茭白筍				■	■	■	■	■	■	■	■	
茼蒿	■	■	■								■	■
草莓	■	■	■									
荔枝					■	■	■					
馬鈴薯	■	■										
高接梨						■	■	■				
高麗菜	■	■	■	■				■	■	■	■	■
桶柑	■	■	■	■								
甜椒	■	■	■	■	■					■	■	■
椪柑										■	■	
番茄	■	■	■	■								
結球萵苣	■	■									■	■
絲瓜	■	■	■	■	■	■	■	■	■	■	■	■
楊桃	■	■	■							■	■	■
萵苣	■	■	■	■	■	■	■	■	■	■	■	■
葡萄	■	■			■	■	■	■	■	■	■	■
綠竹筍				■	■	■	■	■	■	■		
鳳梨						■	■	■				
稻米				■	■	■	■	■	■	■	■	■
蓮霧	■	■	■	■	■	■	■				■	■
龍鬚菜				■	■	■	■	■	■	■		
蘆筍		■	■	■	■	■	■					
蘋果									■	■	■	■
釋迦	■	■					■	■	■	■	■	■
蘿蔔											■	■

附錄：蔬果盛產時間表（依筆畫數排列）

品項	1月	2月	3月	4月	5月	6月	7月	8月	9月	10月	11月	12月
小白菜	■	■	■	■	■	■	■	■	■	■	■	■
小番茄	■	■	■									■
小黃瓜	■	■										■
山藥	■	■	■	■					■	■	■	■
文旦柚									■	■	■	
木瓜								■	■	■	■	■
毛豆		■	■	■					■	■	■	
水蜜桃						■	■	■				
牛蒡		■	■	■								
包心白	■	■	■	■	■				■	■	■	■
四季豆	■	■	■	■	■						■	■
玉米	■	■	■	■	■	■	■	■	■	■	■	■
甘蔗	■	■	■	■	■					■	■	■
地瓜	■	■	■									■
地瓜葉	■	■	■	■	■	■	■	■	■	■	■	■
百香果					■	■	■	■	■	■		
西瓜					■	■						
李			■	■	■	■	■	■				
芋頭	■	■	■								■	■
芒果					■	■	■					
枇杷	■	■	■	■	■						■	■
空心菜			■	■	■	■	■	■	■	■	■	■
芥菜	■	■	■	■	■	■	■	■	■	■	■	■
芥藍		■	■									
芭樂	■	■	■	■	■	■	■	■	■	■	■	■
花椰菜	■	■	■					■	■	■	■	■
金針					■	■	■	■	■	■		
青花菜	■	■	■	■						■	■	■
青蔥	■	■	■	■	■	■	■	■	■	■	■	■
南瓜	■	■	■	■	■	■	■					■
哈密瓜							■					
柳丁	■										■	■
柿									■	■	■	
洋蔥	■	■	■									

國家圖書館出版品預行編目資料

正確洗菜，擺脫農藥陰影：家庭必備！學會洗泡刷，減少蔬果農藥殘留，確保全家人健康 / 顏瑞泓著. -- 初版. -- 臺北市：商周出版：家庭傳媒城邦分公司發行, 2014. 12
面； 公分. -- (商周養生館；47)
ISBN 978-986-272-700-3(平裝)

1.食品衛生 2.農藥

411.3 103022330

商周養生館 47X

正確洗菜，擺脫農藥陰影（增訂版）

作者／顏瑞泓
企畫選書／黃靖卉
責任編輯／林淑華
協力編輯／葛晶瑩
版權／黃淑敏、吳亭儀、邱珮芸
行銷業務／周佑潔、黃崇華、張媖茜
總編輯／黃靖卉
總經理／彭之琬
事業群總經理／黃淑貞
發行人／何飛鵬
法律顧問／元禾法律事務所王子文律師
出版／商周出版
台北市104民生東路二段141號9樓
電話：(02) 25007008 傳真：(02)25007759
E-mail：bwp.service@cite.com.tw
發行／英屬蓋曼群島商家庭傳媒股份有限公司城邦分公司
台北市中山區民生東路二段141號2樓
書虫客服服務專線：02-25007718；25007719
24小時傳真專線：02-25001990；25001991
服務時間：週一至週五上午09:30-12:00；下午13:30-17:00
劃撥帳號：19863813；戶名：書虫股份有限公司
讀者服務信箱：service@readingclub.com.tw
城邦讀書花園 www.cite.com.tw
香港發行所／城邦（香港）出版集團
香港灣仔駱克道193號_ E-mail : hkcite@biznetvigator.com
電話：(852) 25086231 傳真：(852) 25789337
馬新發行所／城邦（馬新）出版集團【Cite (M) Sdn Bhd】
41, Jalan Radin Anum, Bandar Baru Sri Petaling, 57000 Kuala Lumpur, Malaysia.
電話：(603) 90578822 傳真：(603) 90576622

封面設計／李東記
排版設計／林曉涵
內頁插畫／林亭羽
印刷／中原造像股份有限公司
經銷商／聯合發行股份有限公司 電話：(02) 29178022 傳真：(02) 29110053

■2014年12月18日初版
■2020年4月30日二版
■2021年6月3日二版1.8刷

Printed in Taiwan

定價340元

城邦讀書花園
www.cite.com.tw
 ISBN 978-986-272-700-3